＼ プライマリ・ケアに役立つ！ ／
疲れた**消化器**をサポートする

漢方処方プロセス

著 谷川 聖明

谷川醫院院長／京都大学医学部附属病院特任病院准教授

南山堂

巻頭付録 レーダーチャート一覧

1 気虚によく使われる処方

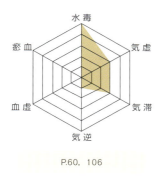
胃苓湯
P.60, 106

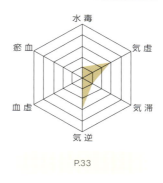
黄連湯
P.33

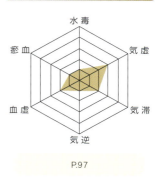
桂枝加芍薬大黄湯
P.97

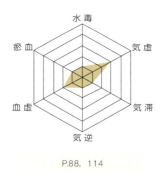
桂枝加芍薬湯
P.88, 114

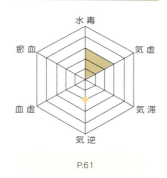
桂枝人参湯
P.61

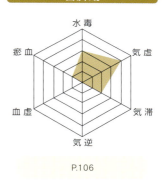
啓脾湯
P.106

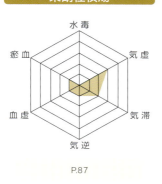
柴胡桂枝湯
P.87

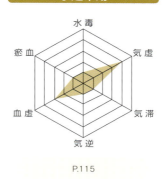
小建中湯
P.115

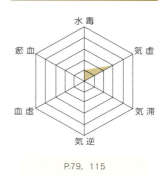
大建中湯
P.79, 115

iii

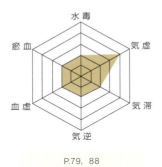

当帰湯

P.79, 88

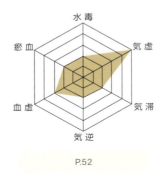

人参養栄湯

P.52

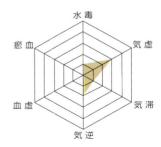

半夏瀉心湯

P.33, 60, 69, 105, 131, 140

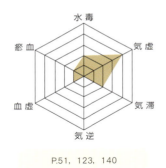

補中益気湯

P.51, 123, 140

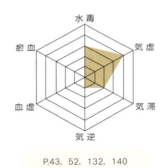

六君子湯

P.43, 52, 132, 140

2 気滞によく使われる処方

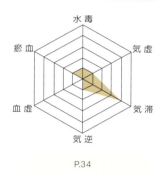

安中散

P.34

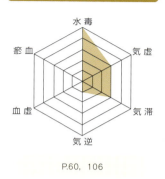

胃苓湯

P.60, 106

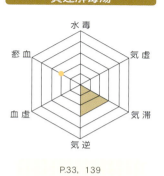

黄連解毒湯

P.33, 139

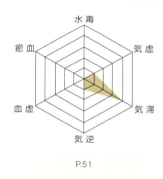

香蘇散

P.51

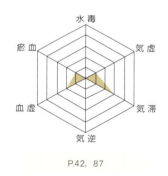

四逆散

P.42, 87

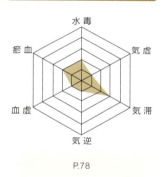

大柴胡湯

P.78

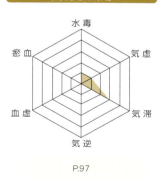

調胃承気湯

P.97

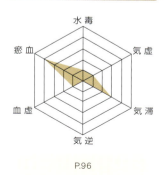

通導散

P.96

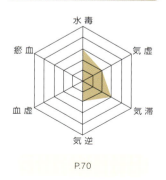

二陳湯

P.70

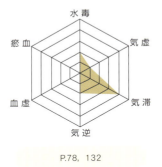

P.78, 132

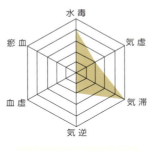

P.43, 131

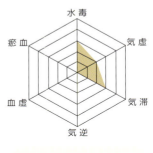

P.43

3 気逆によく使われる処方

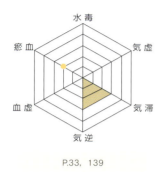

黄連解毒湯
P.33, 139

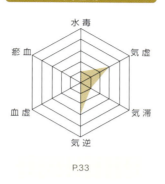

黄連湯
P.33

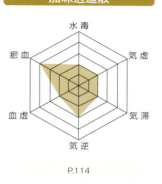

加味逍遙散
P.114

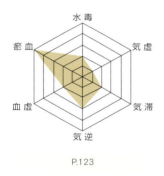

桂枝茯苓丸
P.123

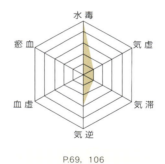

五苓散
P.69, 106

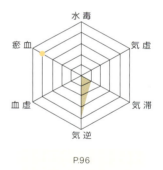

桃核承気湯
P.96

4 血虚によく使われる処方

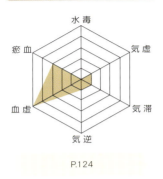

芎帰膠艾湯 (きゅうききょうがいとう)
P.124

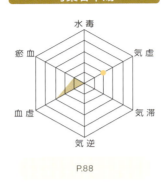

芍薬甘草湯 (しゃくやくかんぞうとう)
P.88

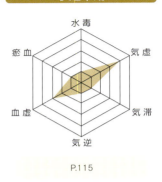

小建中湯 (しょうけんちゅうとう)
P.115

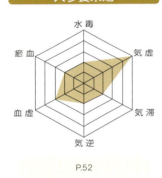

人参養栄湯 (にんじんようえいとう)
P.52

5 瘀血によく使われる処方

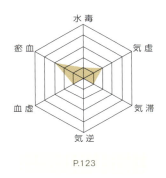

乙字湯
P.123

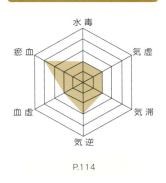

加味逍遙散
P.114

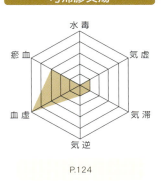

芎帰膠艾湯
P.124

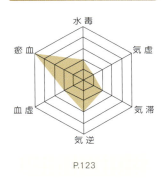

桂枝茯苓丸
P.123

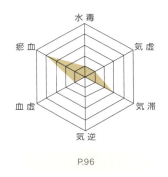

通導散
P.96

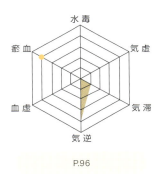

桃核承気湯
P.96

6 水毒によく使われる処方

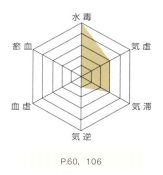

胃苓湯（いれいとう）
P.60, 106

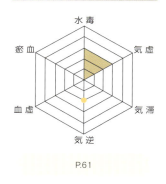

桂枝人参湯（けいしにんじんとう）
P.61

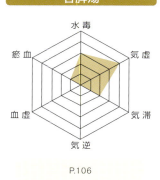

啓脾湯（けいひとう）
P.106

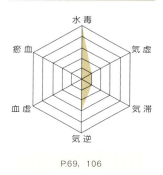

五苓散（ごれいさん）
P.69, 106

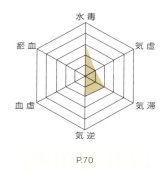

小半夏加茯苓湯（しょうはんげかぶくりょうとう）
P.70

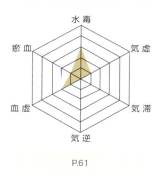

真武湯（しんぶとう）
P.61

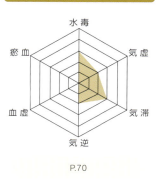

二陳湯（にちんとう）
P.70

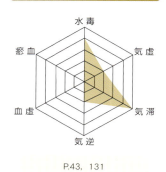

茯苓飲合半夏厚朴湯（ぶくりょういんごうはんげこうぼくとう）
P.43, 131

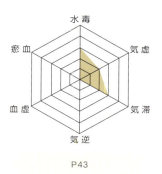

平胃散（へいいさん）
P43

六君子湯(りっくんしとう)

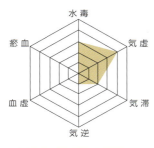

P.43, 52, 132, 140

序

　消化器症状を訴える人の数は年々増加傾向にあり，その背景には社会的ストレスや食生活の乱れなどが影響していると考えられます．とくに，機能性ディスペプシア（FD）や過敏性腸症候群（IBS）など，消化管機能の異常による疾患に対しては，心身両面からのアプローチが必要となります．実臨床において，西洋薬のみでは治療に難渋する場合があり，漢方薬を用いることで著効が得られることは少なくありません．また，漢方薬は消化器症状だけではなく，身体全体のバランスを整えることを重視するため，消化器以外の症状も改善されることがあります．

　本書は先に発刊された『がんばる女性をサポートする漢方処方プロセス』，『高齢者の元気をサポートする漢方処方プロセス』（南山堂）に続く第3弾として，消化器疾患に対する漢方治療についてまとめました．先の2冊の総論において，わが国で頻用されている漢方医学の基本概念である，陰陽・虚実，気血水，六病位，五臓を解説しました．本書ではその実践編として，適切な漢方薬を選択するために必要な診察法について記載しました．この3冊を読破すれば，漢方医学の基本から臨床応用までを学習できるものと考えます．漢方治療を習得するためには，豊富な症例を経験するとともに，漢方薬の特性について精通することが重要です．本書の特徴のひとつとして，頻用処方を気血水の病態である気虚・気滞・気逆・血虚・瘀血・水毒でレーダーチャート化し，漢方薬の特性を視覚的に理解しやすく示しました．他書にない画期的な試みであり，先の女性医療編，高齢者医療編と合わせると，92処方のレーダーチャートを利用することができます．また，本書で取り上げた漢方薬に含まれる主要な生薬の性質を巻末にまとめ，漢方処方の理解をさらに深めることに役立つよう工夫しました．消化器疾患はプライマリ・ケア医をはじめ，多くの専門領域にても遭遇する症状であり，本書が診療に携わる医療者にとって，適切な漢方薬を選択するための一助となれば幸いです．最後になりますが，本書作成にご尽力いただいた南山堂の増谷亮太さんに心より深謝申し上げます．

　2025年3月

谷川聖明

目　次

Ⅰ　総　論

1	レーダーチャートの使い方 …………………………………… 2
2	気血水診断のポイント …………………………………………… 5
3	漢方の診察（脈・舌・腹）は何を診ているのか？ ………… 16

Ⅱ　症候から考える処方プロセス

1	胸やけ ……………………………………………………………… 30
2	胃もたれ …………………………………………………………… 39
3	食欲不振 …………………………………………………………… 48
4	胃腸炎 ……………………………………………………………… 57
5	嘔　吐 ……………………………………………………………… 66
6	腹部膨満感 ………………………………………………………… 75
7	腹　痛 ……………………………………………………………… 84
8	便　秘 ……………………………………………………………… 93

9 下　痢 …………………………………………………… 102
10 過敏性腸症候群 ……………………………………… 111
11 痔 ……………………………………………………… 120
12 逆流性食道炎 ………………………………………… 128
13 口内炎 ………………………………………………… 137

Ⅲ 漢方診療実践のポイント・ヒント

1 医師は何をよりどころとして漢方薬を処方するのか？ …… 146
2 たかが便秘，されど便秘 …………………………… 152
3 原因不明の腹痛に当帰湯 …………………………… 155
4 気剤の中にても揮発の功あり ……………………… 158
5 がんに対する支持療法 ……………………………… 161
6 Q&A集 ……………………………………………… 165

　巻末付録 生薬の豆知識 …………………………… 177
　索引 …………………………………………………… 189

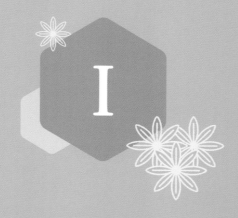

総 論

1 ▶ レーダーチャートの使い方

まずは症例を提示します．気血水の病態を読み解き，どのような漢方薬を選択するか考えてみてください．

症例

- 68歳，女性．主婦．
- 主訴は，胃のムカムカ，喉の違和感．
- 既往歴：18歳時に虫垂切除術
- 現病歴：胃がムカムカしたり，胸がチクチクしたり，喉に違和感などがあり近医内科を受診した．内服薬の投与を受けるが症状の改善を認めず，総合病院で胃内視鏡の検査を受けた．慢性胃炎との診断で胃粘膜保護剤が投与されるも症状が持続するため，漢方治療を希望され当院初診となる．
- 身長160 cm，体重52 kg，血圧124/74 mmHg，脈拍73/分・整，体温36.6℃．顔色不良，胸腹部に異常所見なし，神経学的異常所見なし．

漢方医学的所見

- 疲れやすい，気力がない，何となく気分がすぐれない，風邪をひきやすい，食欲がない，朝早く目覚めてしまう，腰から下が冷える，みぞおちの重苦しい感じがある．
- 脈候：やや沈，やや弱．
- 舌候：正常紅，軽度腫大・歯痕なし，湿潤した微白苔．
- 腹候：腹力はやや軟弱，心窩部の抵抗・圧痛，胃部振水音．

処方薬を選択する際には，症候や病名にとらわれることなく，漢方医学的病態を考える必要があります．漢方医学には以下に示すような基本概念があります．

- 陰陽・虚実
- 六病位
- 気血水
- 五臓論

これら基本概念を駆使することにより，正しく処方薬を選択する必要があります．気血

表 I-1-1　四診

望診	視覚による患者からの情報収集. 舌診を含む
聞診	聴覚と嗅覚による患者からの情報収集
問診	自覚的な訴えを丹念に取り上げて病態を決定する. 気虚や血虚などさまざまな病態の診断に重要
切診	医師の手掌・手指を用いて患者の身体に触れ, 情報を収集する診断法をいい, 触診・脈診・腹診がその代表的なものである

　水の概念を用いて処方薬の鑑別をする際には, ①患者が示す気血水の病態を読み解く, ②個々の漢方薬の気血水に対する特性を知る, という2つのことを理解していなければなりません.

　気血水の異常には, 気虚・気滞・気逆・血虚・瘀血・水毒という6つの病態があります. それぞれの病態には特徴的な症候があり, それらの情報を患者から引き出す作業を行います. 漢方医学による診察を四診といい, 望診・聞診・問診・切診があります(**表 I-1-1**). 患者が示す気血水の病態を読み解くためには, 四診を用いて丹念な診察を行います. 四診により気血水の病態を把握できたら, 次にその病態に適応する処方薬を選択する作業をします. せっかく患者の病態が判断できても, 漢方薬の特性を知らないと適切な処方薬を選択することができません. その手助けになるのが本書で示すレーダーチャートです. レーダーチャートの各頂点は, 気血水の6つの病態に対応しています. 頂点の外側にプロットされていればいるほど, その病態に対して効果を発揮することを意味します. レーダーチャートで3ポイント以上を示す病態は, その方剤の主たる特徴を示していると考えます.

　それでは先ほどの症例を読み解いてみましょう. 主訴は胃のムカムカと喉の違和感です. 喉の違和感は気血水における気滞を示唆する徴候です. 喉の違和感に頻用される漢方薬に半夏厚朴湯があり, その症候に引きずられて, ついつい半夏厚朴湯を選択しがちですが, はたしてそれでよいでしょうか？　症例が現す気血水の症候をおのおのひろい上げると以下のようになります.

気虚：疲れやすい, 気力がない, 風邪をひきやすい, 食欲がない.

気滞：何となく気分がすぐれない, 朝早く目覚めてしまう.

気逆：胃のムカムカ.

水毒：舌の軽度腫大, 胃部振水音. （血の異常は認めない）

　気滞の症候は認めるものの, 主な病態は気虚と理解できます. 胃のムカムカやみぞおちの重苦しい感じ, 腹診における心窩部の抵抗・圧痛（＝心下痞鞕）などを考慮すると, 人参を含む六君子湯が鑑別にあがってきます. **表 I-1-2**に半夏厚朴湯と六君子湯の構成生薬の特性と分量を示します. 六君子湯は気虚を主体とするものの, 気滞や水毒にも対応できる

表 I-1-2 半夏厚朴湯と六君子湯の構成生薬の特性と分量　　　　　　　　　　　　　(g)

生薬	人参	蒼朮	茯苓	甘草	大棗	陳皮	生姜	半夏	厚朴	蘇葉
気虚	●		●	●	●					
気滞						●		●	●	●
気逆								●		●
水毒		●	●					●		
半夏厚朴湯			5.0				1.0	6.0	3.0	2.0
六君子湯	4.0	4.0	4.0	1.0	2.0	2.0	0.5	4.0		

※生姜は脾胃を温める生薬であり，気血水での特性分けにはあてはまりません．
※表の●は各々の生薬の特性を表しています．たとえば人参は気虚を，茯苓は気虚・水毒を改善する生薬であることを示しています．

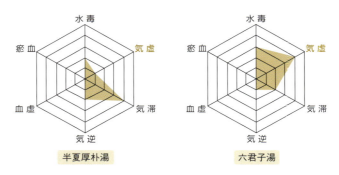

図 I-1-1　半夏厚朴湯と六君子湯のレーダーチャート
先ほどの症例は，疲れやすい，気力がない，風邪をひきやすい，食欲がないなど，気虚が主の病態であると考えられます．半夏厚朴湯と六君子湯のチャートを見比べると，後者のほうが気虚により効果を発揮する方剤であるため，本症例に適していると判断しました．

構成になっていることがわかります．一方，半夏厚朴湯は気滞が主たる治療目標であると理解できます．それぞれのレーダーチャートを図 I-1-1に示します．以上の考察から，本症例には六君子湯を処方することとしました．

症例に処方した漢方薬

六君子湯

エキス剤を7.5g分3で投与した．服用後から徐々に症状は軽快し食欲も出てきた．食べ過ぎた時に胃もたれをするが，普段はほとんど胃部症状もなく元気に過ごしている．経過良好のため，現在も同薬を続服中である．

総論においては，気血水の病態を読み解くためのポイントを解説していきます．

2 気血水診断のポイント

　患者はさまざまな症状を抱えて医療機関を受診します．愁訴は一つとは限らず，多岐にわたる情報収集が必要となることがあります．専門性を重視した現代医療においては，臓器別の診療がなされるため，愁訴を単一なものに絞り込む作業を行います．一方，漢方治療においては，愁訴とは無関係な情報も可能な限り聴取します．愁訴とは一見無関係と思われる情報も，症状解決の糸口となることがあるからです．患者から得られた情報は，漢方医学的病態に翻訳することで，治療薬の選択に役立てます．気血水の異常により引き起こされる6つの病態（気虚・気滞・気逆・血虚・瘀血・水毒）について，それぞれ診断のポイントを示し解説します．

愁訴①:「疲労感が強く気力がない」

　この訴えを聞いただけでも，漢方医学的には気虚という病態をまず考えます．以下に気虚と診断するための問診におけるチェックポイントを示します．3項目以上該当すれば気虚と診断できます．

気虚を示唆するポイント

愁　訴	身体所見
□ 身体がだるい	・眼光・音声に力がない
□ 疲れやすい	・舌が淡白紅・腫大，**地図状舌**
□ 気力がない	・脈が弱い
□ 風邪をひきやすい	・腹力が軟弱
□ 食欲がない	・胃下垂・腎下垂・子宮脱・脱肛などのアトニー症状
□ 性欲の低下	・腹診における**小腹不仁**（臍下部の腹壁トーヌス低下）
□ 食後の眠気	

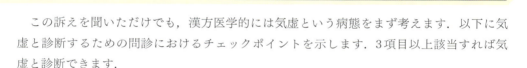

地図状舌：舌苔が一様でなく，まだらになった状態で気虚を示唆します．
小腹不仁：上腹部と比べて下腹部の抵抗が弱いことをいい，加齢を示唆する腎虚（＝腎の機能低下）の所見です．腎虚により気の生成が低下し気虚となります．

I　総　論

> **症例❶**
> - 56歳，男性．会社員．身長175 cm，体重73 kg．
> - 主訴は，倦怠感，歩行時のふわふわ感．
> - 50歳を過ぎた頃から，年に数回倦怠感や歩行時のふわふわ感を自覚するようになった．同時期より高血圧を指摘され降圧剤の内服を開始した．その後，脳ドックで脳動脈瘤を指摘され，コイルによる手術治療を受けた．その頃から，倦怠感やふわふわ感の頻度が増し，倦怠感のため寝込むことが月に2〜3回ある．今回，漢方治療を希望し当院を受診となった．家族歴にくも膜下出血がある．
> - 疲れやすい，気力がない，風邪をひきやすい，暑がりである，目が疲れる，目がまわることがある，排ガスが多い，冬は皮膚が乾燥し赤ぎれになる．
> - 脈は浮沈中間で，脈力はやや弱．舌は正常紅で腫大があり，乾燥した微白苔を被る．腹力は中等度で，両側軽度胸脇苦満があり，両側軽度臍傍圧痛，小腹不仁を認めた．
>
> ▶着眼ポイント　陽証・虚実間〜虚証で，気虚が顕著な病態．

症例に処方した漢方薬

症例❶：補中益気湯

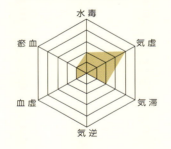

倦怠感，疲れやすい，気力がない，風邪をひきやすいといった症候を認め，気虚のチェックポイントでは4項目が該当した．その他，排ガスが多いことは気滞を，皮膚の乾燥と赤ぎれは血虚を，腹診における臍傍圧痛は瘀血を，めまい感や舌の腫大は水毒をそれぞれ示唆した．補中益気湯のレーダーチャートと一致する病態と判断し，補中益気湯エキスを7.5g分3で処方した．同薬を服用後から気力が出てきたとのことであった．その後，倦怠感やふわふわ感も軽快し，経過良好のため現在も同薬を継続中である．

愁訴②：「ストレスのために不安感が強い」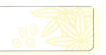

　　喉や胸のつかえ感やお腹の張り感は，巡行に流れるべき気が停滞することで生じます．このように気の流れが停滞した病態は気滞と考えます．以下に気滞と診断するための問診におけるチェックポイントを示します．3項目以上該当すれば気滞と診断できます．

2　気血水診断のポイント

気滞を示唆するポイント

愁　訴	身体所見
□ 気分がすぐれない □ 喉や胸のつかえ感 □ お腹が張る □ 排ガスが多い □ ゲップが多い □ 不安や憂うつ感がある □ 朝起きにくく調子が出ない	・症状が時間的に消長して愁訴の部位が移り変わる ・腹診における肋骨弓下の抵抗・圧痛（**胸脇苦満**） ・腹診における腹部の鼓音

―― 診察時のポイント ――

胸脇苦満：両側季肋部に指を差し込むと抵抗感や苦痛を感じる場合に胸脇苦満ありと判断します．柴胡剤（＝柴胡を含む処方群）の投与目標となります．柴胡は気滞の治療に用いる生薬であり，処方選択のための重要なサインです．

■ 症例 ❷

- 53歳，女性．介護職．身長150 cm，体重49 kg.
- 主訴は，気分の落ち込み，不安感.
- もともと神経質のたち．49歳の時に通勤のことなどを考え，管理栄養士からケアマネジャーに転職した．仕事を始めてからいろいろとストレスを感じるようになり，50歳で閉経を迎えた頃から，さらに落ち込みや不安感を自覚することが多くなった．仕事で気になることがあるとミスをするようになり，このまま症状が悪化することの不安があり，漢方治療を希望し当院を受診となった.
- 疲れやすい，気分がすぐれない，ささいなことが気になる，胸がつまったりモヤモヤしたりする，胸がモヤモヤし寝付けないことがある，動悸がする，排ガスが多い.
- 脈は浮沈中間で，脈力はやや弱．舌は正常紅で，湿潤した微白苔を被る．腹力は中等度で，胃部振水音と鼓音を認めた.

着眼ポイント 神経質で几帳面なたち．ストレスにより気滞を呈した病態.

7

I　総論

症例に処方した漢方薬

症例❷：半夏厚朴湯

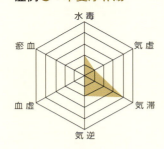

　　不安感，気分がすぐれない，胸のつまり感，排ガスが多いといった症候を認め，気滞のチェックポイントでは4項目が該当した．その他，疲れやすいは気虚を，動悸は気逆を，心窩部の振水音は水毒をそれぞれ示唆した．半夏厚朴湯のレーダーチャートと一致する病態と判断し，半夏厚朴湯エキスを7.5g分3で処方した．同薬の服用にて症状は落ち着き，現在もケアマネジャーの仕事を継続することができている．

愁訴③：「過度の緊張で気分が不安定になる」

　冷えのぼせや顔面紅潮などの症状は，上半身から下半身へ巡るべき気が逆走して起こる症状と考えます．そのような病態を気逆といい，発作的に症状が現れるのが特徴です．以下に気逆と診断するための問診におけるチェックポイントを示します．3項目以上該当すれば気逆と診断できます．

気逆を示唆するポイント

愁　訴	身体所見
□ 冷えのぼせ	・顔面紅潮
□ 動悸がする	・下肢や四肢の冷え
□ 物事に驚きやすい	・手掌・足蹠の発汗
□ 発作性の咳嗽	・腹診における腹部大動脈の拍動触知（**臍上悸**）
□ 発作性の頭痛・めまい	
□ 焦燥感におそわれる	
□ 手足に汗をかきやすい	

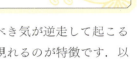
―― 診察時のポイント ――

臍上悸（せいじょうき）：正中部腹壁に軽く手掌を当てた際に触知する腹部大動脈の拍動をいいます．主には気逆の所見と判断しますが，水毒でも認めることがあります．

症例❸
- 11歳，女児．小学5年生．身長152cm，体重40kg．
- 主訴は，緊張すると体がこわばる．

- 小学5年生の終わり頃から，とくに誘因なく緊張しやすくなった．体育の授業で走ったり，人前で発表をしたり，試験前になると緊張する．過度の緊張状態になると体がこわばり，思うように動けないことがある．気分も不安定で，焦燥感のためイライラすることがある．母親が知人から漢方治療の話を聞き，漢方薬による治療を希望し当院を受診となった．
- 疲れやすい，物事に驚きやすい，気分がイライラする，乗り物酔いをする，首から上に汗をかきやすい，手足が冷える，よく立ちくらみする．
- 脈は浮沈中間で，脈力は中間．舌は正常紅で，湿潤した微白苔を被る．腹力は中等度で，臍上悸，胃部振水音を認めた．

着眼ポイント 交感神経が過度に緊張した気逆病態．

症例に処方した漢方薬

症例❸：苓桂朮甘湯

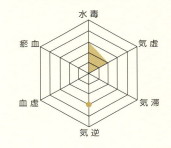

冷えのぼせ，物事に驚きやすい，気分がイライラする，手足の冷え，腹診における臍上悸といった症候を認め，気逆のチェックポイントでは3項目が該当した．その他，疲れやすいは気虚を，立ちくらみ，乗り物酔いをするは水毒をそれぞれ示唆した．苓桂朮甘湯のレーダーチャートと一致する病態と判断し，苓桂朮甘湯エキスを5.0g分2で処方した．同薬を服用してから少しずつではあるが，緊張することが少なくなった．小学校を無事に卒業し，楽しく中学校に通学することができている．水泳部に入部し，大会の時にときどき下痢っぽくなることはあるが，競技に支障をきたすほどではない．漢方薬の継続で，大きな問題もなく過ごせているとのことであり，約1年半の服用後に廃薬とした．

愁訴④：「皮膚がカサカサし頭髪が抜けやすい」

　皮膚の乾燥や荒れ，頭髪が抜けやすい，爪が割れやすいなどの症候は，生体の栄養・代謝などの物質面を支える血の量が不足することで生じます．このような病態は血虚と判断します．以下に血虚と診断するための問診におけるチェックポイントを示します．3項目以上該当すれば血虚と診断できます．

血虚を示唆するポイント

愁　訴	身体所見
□ 皮膚のかさつき	・顔色不良
□ 爪が割れやすい	・貧血
□ 頭髪が抜けやすい	・こむらがえり
□ 睡眠障害・集中力がない	・過少月経・月経不順
□ 眼精疲労・目のかすみ・目の乾き	・舌の萎縮・亀裂
□ めまいや息切れ	・皮膚の乾燥と荒れ，赤ぎれ
□ 口唇が乾燥する	

症例❹

- 40歳，女性．事務職．身長154 cm，体重48 kg．
- 主訴は，脱毛症．
- 25歳で結婚のため郷里を離れ，知り合いのいない土地に転居した．すぐに仕事に就いたが，慣れない生活のためかストレスが多かった．その後，仕事場の親しい友人が数名退職することとなったためか，会社内で孤独感を味わうようになった．その頃から円形脱毛が出始め，3ヵ月ほどで汎発性に脱毛を認めるようになり総合病院に入院となった．ステロイドパルス療法などにより症状は改善し，5日間の入院で退院となった．その後は汎発性脱毛にならないものの，円形脱毛を繰り返した．半年前からフルタイムで働くこととなり，円形脱毛の頻度が多くなり，来院時は4〜5個の円形脱毛を認めた．今回，漢方薬による治療を希望し当院を受診となった．
- 何となく気分がすぐれない，眠りが浅い，寒がりである，口舌がよく荒れ口内炎ができる，首がこる，目が疲れる，顔にシミが目立つ，よく湿疹が出る，皮膚がカサカサになりかゆいことがある，肌が荒れやすい，月経は順調．
- 脈は浮沈中間で，脈力はやや弱．舌は正常紅で，軽度腫大し，乾燥した微白苔を被る．腹力は中等度で，両側腹直筋の軽度緊張，両側臍傍圧痛を認めた．

着眼ポイント 血虚病態をベースとした脱毛症．

症例に処方した漢方薬

症例❹：四物湯（しもつとう）

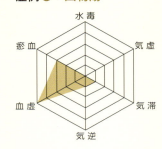

皮膚のかさつき，頭髪が抜けやすい，睡眠のトラブル，目の疲れといった症候を認め，血虚のチェックポイントでは4項目が該当した．その他，何となく気分がすぐれないは気滞を，腹診における臍傍圧痛は瘀血をそれぞれ示唆した．四物湯のレーダーチャートとほぼ一致する病態と判断し，四物湯エキスを7.5g分3で処方した．同薬を服用してから新たな円形脱毛を認めなくなり，数ヵ月の経過で円形脱毛はすべて改善した．その後もときどき小さな円形脱毛を認めることはあるが，自然経過ですみやかに改善した．その後も症状の悪化を認めず，経過良好のため同薬の服用を継続している．

愁訴⑤：「更年期でホットフラッシュや手のこわばりがある」

月経異常や更年期症状，顔面の色素沈着，目の下のくま，粘膜の暗赤紫化などの症候は，生体の栄養・代謝などの物質面を支える血の巡りが停滞することで生じます．このような病態は瘀血と判断します．以下に瘀血と診断するための問診におけるチェックポイントを示します．3項目以上該当すれば瘀血と診断できます．

瘀血を示唆するポイント

愁　訴	身体所見
□ 月経にまつわるトラブル	・眼瞼部・顔面の色素沈着
□ 目の下にくまができやすい	・口唇の暗赤化
□ あざができやすい	・舌の暗赤紫化
□ 経血に塊がおりる	・歯肉の暗赤化
□ 手足のしびれ	・下肢静脈瘤
□ 刺すような痛みがあり，とくに夜間に悪化	・臍傍圧痛
□ 肩こりがひどい	・痔核

──診察時のポイント──

臍傍圧痛（せいぼう）：臍傍とは臍の左右斜下2横指の部位をいい，臍の周囲から下方へ放散する圧痛がある場合に臍傍圧痛ありと表現します．瘀血を示唆するサインです．

瘀血の診断に際しては，多変量解析にて作成された瘀血スコア[1]があり広く用いられています（図Ⅰ-2-1）．

I 総論

瘀血スコア						
	男	女			男	女
眼瞼部の色素沈着	10	10	臍傍痛抵抗　左		5	5
顔面の色素沈着	2	2	臍傍痛抵抗　右		10	10
皮膚の甲錯※	2	5	臍傍痛抵抗　正中		5	5
口唇の暗赤化	2	2	回盲部圧痛・抵抗		5	2
歯肉の暗赤化	10	5	S状部圧痛・抵抗		5	5
舌の暗赤紫化	10	10	季肋部圧痛・抵抗		5	5
細絡※※	5	5				
皮下溢血	2	10	痔　疾		10	5
手掌紅斑	2	5	月経障害			10

(科学技術庁・研究班)

判定基準 20点以下　非瘀血病態，21点以上　瘀血病態，40点以上　重症の瘀血病態．スコアはいずれも明らかに認められるものに当該のスコアを与え，軽度なものには1/2を与える．腹部の圧痛点は，下図に示すとおりである．
※皮膚の荒れ，ザラツキ，皸裂．
※※毛細血管の拡張，くも状血管腫など．

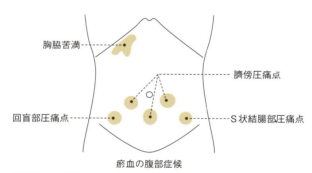

図I-2-1　瘀血スコア

(文献1)より)

症例❺

- 54歳，女性．自営業．身長160 cm，体重51 kg．
- 主訴は，更年期症状(ホットフラッシュ，手のしびれ・こわばり)．
- もともと月経痛が強かったが，仕事が忙しく医療機関を受診することはなかった．47歳頃から経血量が増え，月経痛も悪化したため婦人科を受診．5年間低用量ピルを服用したが，動悸，息切れ，顔面紅潮などの副作用が出現したため中止した．その後ホットフラッシュを認めるようになり，半年前からは両手のしびれやこわばりを自覚するようになった．1ヵ月前から命の母®を飲み始めたが症状が持続するため，漢方薬による治療を希望し当院を受診となった．
- 疲れやすい，何となく気分がすぐれない，気分がイライラする，怒りっぽい，首から上に発作的に汗をかく，暑がりである，顔面にのぼせがくる，首がこる，シミが増えた，何となくため息をつきたくなる，皮膚がカサカサになる，すぐ

あざになる，手のこわばり・しびれがある．すでに閉経した．
- 脈は浮沈中間で，脈力は中間．舌は正常紅で，乾燥した微白苔を被る．腹力は中等度で，両側臍傍圧痛，小腹不仁を認めた．

着眼ポイント 更年期症状を伴った瘀血病態．

症例に処方した漢方薬

症例❺：桂枝茯苓丸

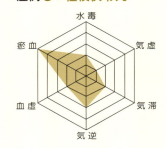

　もともと月経痛が強く，閉経後の体調不良，皮膚の色素沈着やあざができやすい，手足のこわばり・しびれ，腹診における両側臍傍圧痛といった症候を認め，瘀血のチェックポイントでは3項目が該当した．その他，疲れやすいは気虚を，何となく気分がすぐれない，なんとなくため息をつきたくなるは気滞を，イライラ，怒りっぽい，発作性発汗，顔面ののぼせは気逆を，皮膚がカサカサになるは血虚を，手のこわばりは水毒をそれぞれ示唆した．瘀血スコアは27点であり，スコア上も瘀血と診断した．桂枝茯苓丸のレーダーチャートとほぼ一致する病態と判断し，桂枝茯苓丸エキスを7.5g分3で処方した．2週間の服用で全体的に症状が軽くなりびっくりしたと話をされた．ホットフラッシュ，手のこわばり・しびれとも徐々に軽減し，経過良好のため約半年間の服用で廃薬とした．

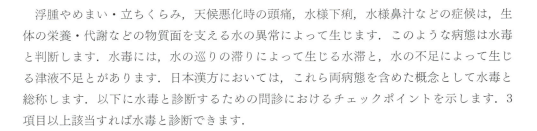

愁訴⑥：「頭痛や下痢で困っています」

　浮腫やめまい・立ちくらみ，天候悪化時の頭痛，水様下痢，水様鼻汁などの症候は，生体の栄養・代謝などの物質面を支える水の異常によって生じます．このような病態は水毒と判断します．水毒には，水の巡りの滞りによって生じる水滞と，水の不足によって生じる津液不足とがあります．日本漢方においては，これら両病態を含めた概念として水毒と総称します．以下に水毒と診断するための問診におけるチェックポイントを示します．3項目以上該当すれば水毒と診断できます．

I 総論

水毒を示唆するポイント

愁　訴	身体所見
□ むくみ	・胃部振水音
□ 朝のこわばり	・胸水・心のう水・腹水
□ めまい・立ちくらみ	・舌診における舌の腫大
□ 水様下痢	・舌診における歯痕舌
□ 天候悪化時の頭痛	・下腿浮腫
□ 車酔いしやすい	・高眼圧
□ 身体が重い	・溢水・脱水

────診察時のポイント────

胃部振水音：心窩部を指でスナップをきかせて叩いたときのポチャポチャ音をいい，水毒を示唆します．

歯痕舌：舌の辺縁に歯の圧痕があることを歯痕舌といいます．主には水毒を示唆する所見ですが，腫大を伴う場合は気虚と判断する場合もあります．

症例❻

- 12歳，女児．小学6年生．身長152 cm，体重46 kg．
- 主訴は，片頭痛，下痢型過敏性腸症候群．
- 小学3年生の時に担任の先生に冤罪をかけられ，その後から頭痛を自覚するようになった．頭痛はほぼ毎日あり，カロナール®やアマージ®などの頭痛薬にて症状は改善した．頭痛はほとんどが朝に出現するが，学校に到着する頃には消失していた．頭痛は小学5〜6年生の頃が一番ひどく，最近は少し楽になった．頭痛を自覚するようになった同時期から，朝に腹痛がありトイレに行って下痢するということを繰り返すようになった．姉が当院で漢方治療中のこともあり，頭痛や下痢に対する漢方治療を希望し当院を受診となった．
- 気力がない，何となく気分がすぐれない，気分がイライラする，怒りっぽい，車酔いしやすい，下痢する，冷たい水が好きでよく飲む，ズキズキと脈打つような頭痛が発作的に起こる，頭に重石を載せられたような頭痛がする，頭痛は天候に左右される，よく鼻水が出る，どことなく腹が痛む，月経痛はあるが周期は正常．
- 脈はやや浮で，脈力はやや弱．舌は正常紅で，軽度腫大・歯痕あり，乾燥した微白苔を被る．腹力は中等度で，両側軽度腹直筋の緊張があり，胃部振水音を認めた．

着眼ポイント 水毒の病態を呈した片頭痛・下痢型過敏性腸症．

症例に処方した漢方薬

症例❺：五苓散

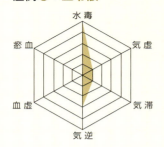

天候に左右される頭痛であり，車酔いしやすい，水様下痢，舌の腫大・歯痕，腹診における胃部振水音といった水毒を示唆する症候を認め，水毒のチェックポイントでは3項目が該当した．その他，気力がないは気虚を，何となく気分がすぐれないは気滞を，イライラ，怒りっぽい，発作性頭痛は気逆を，それぞれ示唆した．五苓散のレーダーチャートと一致する病態と判断し，五苓散エキスを7.5g分3で処方した．2週間の服用で，ひどい頭痛はなくなり，腹部症状も以前と比べたら楽になったとのことであった．その後も同薬を継続したところ，頭痛はほとんど自覚することがなくなり，頭痛薬は必要なくなったとのこと．腹痛・下痢もほとんど消失し，経過良好のため現在もしっかりと内服薬を継続している．

まとめ

以下に気血水の病態のまとめを示します．

		基本病態	症 状	主要生薬	代表的漢方薬
気の異常	気 虚	気の不足	疲労倦怠，易疲労，気力低下，食欲不振食後の眠気，風邪をひきやすい	人参，黄耆大棗，膠飴	補中益気湯，六君子湯，人参湯建中湯類，八味地黄丸など補腎剤
	気 滞	気の滞り	抑うつ，喉や胸のつまり感，腹部の張り時間で症状が動く，排ガスが多い，ゲップが多い	厚朴，蘇葉柴胡，香附子	半夏厚朴湯，香蘇散，柴朴湯半夏白朮天麻湯，柴胡加竜骨牡蛎湯
	気 逆	気の逆行	症状が発作性，冷えのぼせ，動悸，顔面紅潮焦燥感，手足の汗，イライラ，驚きやすい	桂皮，黄連，川芎半夏，呉茱萸	苓桂朮甘湯，桃核承気湯，三黄瀉心湯呉茱萸湯，加味逍遙散，桂枝加竜骨牡蛎湯
血の異常	血 虚	血の不足	皮膚のかさつき，爪が割れやすい，頭髪が抜けやすい，睡眠障害，集中力低下，眼精疲労，こむらがえり	当帰，芍薬地黄，阿膠	四物湯，当帰飲子，温経湯，人参養栄湯十全大補湯，芎帰膠艾湯，当帰芍薬散
	瘀 血	血の滞り	月経のトラブル，眼輪部のくま，顔面の色素沈着，舌口唇粘膜の暗紫色化，夜間の疼痛，あざができやすい	桃仁，牡丹皮当帰，川芎，大黄，紅花	桂枝茯苓丸，桃核承気湯，大黄牡丹皮湯加味逍遙散，当帰芍薬散，腸癰湯
水の異常（水毒）	津液不足	水の不足	鼻咽口の乾燥，のどのかれ，尿量減少，ほてり髪につやがない，皮膚に張りがない，便秘，乾性咳嗽	地黄，五味子麦門冬，天門冬	六味丸，麦門冬湯，滋陰降火湯
	水 滞	水の滞り	むくみ，朝のこわばり，めまい・立ちくらみ，口渇，水様鼻汁，水様下痢，車酔いしやすい，天候悪化時頭痛	沢瀉，猪苓蒼朮，茯苓	五苓散，猪苓湯，苓桂朮甘湯，小青竜湯防已黄耆湯，真武湯，当帰芍薬散

▶文献

1）寺澤捷年，他：瘀血証の症候解析と診断基準の提唱．日東洋医誌．34：1-17，1983．

3 漢方の診察（脈・舌・腹）は何を診ているのか？

　漢方治療を実践するうえで，診察は大変重要な役割を果たします．脈診・舌診・腹診を行うわけですが，西洋医学的診察とは全く異なった情報収集をします．漢方医学においては，膝を曲げずに足を伸ばしたままの自然な状態で腹診をするのも，西洋医学的診察とは違った視点でのアプローチとなります．西洋医学の腹診では主に腹腔内臓器の性状を調べるために腹壁を緩める必要があるわけですが，漢方医学では腹壁の緊張度や性状ならびに圧痛などを通じて漢方医学的病態を判断します．つまり，西洋医学において腹診は診断のために行う作業であるのに対し，漢方医学における腹診は治療方法を見分けるために行う作業といえます．そのため，西洋医学では診断名がつかないと治療ができませんが，漢方医学においては診断名がつかなくても治療が可能であるというメリットがあります（例：胸脇苦満⇒柴胡を含む処方群（＝柴胡剤）を用いる）．

　漢方医たちは診察を通じてどのような情報を収集しているのかを，ステップを踏んで解説したいと思います．

漢方医学的診察において必修の所見を学ぼう

A ステップ0：最低限おさえておきたいこと

- **脈力の強弱と腹力の強弱**

　漢方薬の選択において，虚証か実証かを判断することは，大変重要なポイントになります．脈力が弱く腹力も弱い場合は虚証，脈力が強く腹力が強い場合は実証と判断し，それぞれ適応となる漢方薬を選択します．漢方治療に精通していなくても，脈力の強弱，腹力の強弱は判断できると思うので，とにかく数多くの患者の脈や腹に触れ，その強弱を確認してみましょう．脈が沈んで触知しにくい場合などは，脈力が弱いと判断を誤りがちになります．そのため，脈診の際に，脈の浮・沈を意識することも大切です．浮脈は指を軽く置いただけで触れる脈で，病変が表（表在性）にあることを示唆します．一方，沈脈は指を深く押さえないと触れない脈で，病変が裏（深在性）にあることを示唆します．このように脈力は判断に迷うことがあり，脈力と腹力が合致しない場合は，腹力の方を重視して処方を選択します．脈診は橈骨動脈を橈骨茎状突起の高さに第2〜4指を揃えて触知して脈を診ます（図I-3-1）．

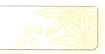

3 漢方の診察(脈・舌・腹)は何を診ているのか?

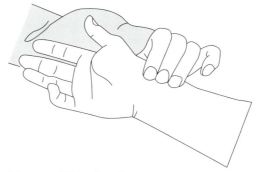

図I-3-1 脈診の行い方

――― ポイント① ―――

- 脈力と腹力で虚実を判定する.
- 脈診の場合は浮・沈を意識することも重要.

適応薬の選択
実証:瀉法(大黄などを含む漢方薬)
虚証:補法(人参・膠飴などを含む漢方薬)

B / ステップⅠ:知っておくと処方選択に役立つ所見

1. 胸脇苦満と弦脈を診たら柴胡剤を選択

　肋骨弓下から胸郭の内側に沿って手を差し入れるように押したときに,抵抗・圧痛がある場合を胸脇苦満といいます(図I-3-2).少陽病期に用いる柴胡剤の投与目標となります.さらに胸脇苦満の程度や腹力などで処方決定の参考になります(図I-3-3).一方,弓の弦がぴんと張ったような,比較的緊張感のある脈を弦脈といいます.少陽病期を現わす脈証であり,胸脇苦満と合わせて柴胡剤の適応と考えます.少陽病期とは,急性熱性病が進行して生体内部(半表半裏)まで影響が及び始めた時期で,食欲不振,口の苦み・粘り,嘔気,咳嗽,微熱を繰り返すなどの症候を現わします.慢性疾患においては,イライラや緊張,

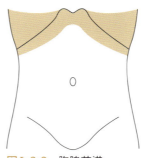

図I-3-2 胸脇苦満

17

I 総論

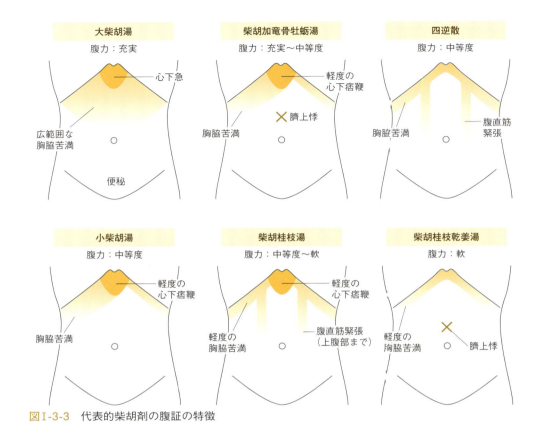

図I-3-3 代表的柴胡剤の腹証の特徴

不眠など，ストレス性疾患に対して柴胡剤の適応を考慮します．

── ポイント② ──

- 脈診で弦脈を，腹診で胸脇苦満を診たら，少陽病期と考え柴胡剤を選択．
- ストレス性疾患においては胸脇苦満を認めることが多く柴胡剤の適応を考える．

適応薬の選択
実証：大柴胡湯，柴胡加竜骨牡蛎湯
虚実間証：四逆散，小柴胡湯
虚証：柴胡桂枝湯，柴胡桂枝乾姜湯

---

2. 心下痞鞕を診たら人参剤を選択

　心窩部のことを心下といい，同部位に抵抗・圧痛があることを心下痞鞕（図I-3-4）といいます．人参剤（＝人参を含む処方群）の投与目標となります．心下痞鞕を認めた際は，脾（＝消化吸収を司る臓）の機能低下が要因となっている場合があり，舌診で陰陽（寒熱）の鑑別をして処方薬の選択をします．舌苔が乾燥している場合は陽証（熱証），舌苔が湿潤している場合は陰証（寒証）と判断し，陽証に対しては清熱剤を，陰証に対しては温補剤を選択します．

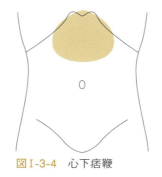

図Ⅰ-3-4　心下痞鞕

───ポイント③───

- 心下痞鞕は人参剤のサイン．
- 処方選択に際しては陰陽の鑑別も重要．

適応薬の選択
陽証：半夏瀉心湯，黄連湯，補中益気湯
陰証：四君子湯，六君子湯，人参湯

---

3. 臍傍圧痛を診たら駆瘀血剤を選択

　臍の左右斜下2横指の部位を，脊椎に向けて指頭で圧迫することで生じる抵抗・圧痛を臍傍圧痛（図Ⅰ-3-5）といいます．瘀血に関連する圧痛と判断し，駆瘀血剤（＝瘀血を改善する処方群）の適応を考慮します．舌診において，紫色や暗赤調を帯びた暗紫色の舌質（図Ⅰ-3-6），舌下静脈の怒張（図Ⅰ-3-7）なども瘀血を示唆する所見です．処方薬の選択に際しては，脈力や腹力で虚実を鑑別し，虚証の場合は当帰・川芎を含む当帰芍薬散や温経湯を，実証の場合は桃仁・牡丹皮を含む桂枝茯苓丸を選択します．

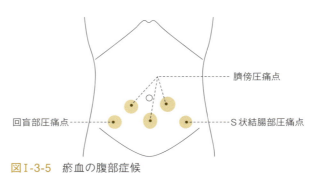

図Ⅰ-3-5　瘀血の腹部症候

（文献1）より）

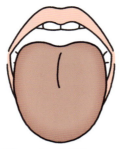
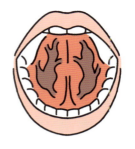

図I-3-6　暗紫色　　　　図I-3-7　舌下静脈の怒張

――― ポイント④ ―――

- 臍傍圧痛は瘀血のサイン．
- 駆瘀血剤の選択には虚実の鑑別が重要．

適応薬の選択
実証：桂枝茯苓丸，桃核承気湯
虚証：当帰芍薬散，温経湯，加味逍遙散

4. 小腹不仁を診たら腎虚と考え補腎剤を選択する

下腹部の腹壁の緊張が上腹部に比較して弱い場合，あるいはその部の知覚鈍麻を小腹不仁（図I-3-8）といいます．腎虚（＝五臓における腎の機能低下）の所見とされ，補腎剤（＝腎を補う処方群）を処方する目標になります．腎虚に対し頻用される代表的漢方薬を表I-3-1に示します．

――― ポイント⑤ ―――

- 小腹不仁は腎虚のサイン．
- 補腎剤には六味丸，八味地黄丸，牛車腎気丸があり，病態により使い分ける．

表I-3-1　腎虚に対し頻用される代表的漢方薬

	陰陽	虚実	五臓	附子(g)	主な症状
八味地黄丸	陰	虚	腎陽気・陰液 両虚	0.5※※	易疲労，全身の冷え，腰痛，夜間頻尿，性機能低下
牛車腎氣丸	陰	虚	腎陽気虚	1.0	下肢の冷え，浮腫，腰下肢痛，夜間頻尿，性機能低下
六味丸	陰	虚	腎陰液虚	なし	手足のほてり，腰のだるさ，口渇，寝汗，排尿異常

※日本漢方においては，腎虚の病態を陽気・陰液のバランスでは論じず，腎虚と一括して表現することが一般的です．
※※製薬メーカーにより分量に違いがあります．

（文献2）より）

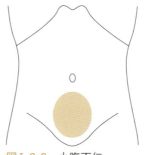

図Ⅰ-3-8　小腹不仁

5. 胃部振水音・歯痕舌を診たら水毒を考える

　心窩部を指でスナップをきかせて叩いたときのポチャポチャ音を胃部振水音（図Ⅰ-3-9）といいます．また，舌の辺縁に歯の圧痕があることを歯痕舌（図Ⅰ-3-10）と表現します．ともに水毒を示唆する所見です．ただし，舌の腫大（図Ⅰ-3-11）を伴う歯痕舌の場合は気虚と判断することもあります．めまいや立ちくらみ，胃部症状を訴えた場合は，歯痕舌や胃部振水音を確認し，水毒の有無を認識することは，処方選択の助けになります．

──ポイント⑥──

- 胃部振水音・歯痕舌は水毒のサイン．
- 水毒（水滞）と判断したら，どこに水が停滞しているかを考慮し，処方薬を選択する（図Ⅰ-3-12）．

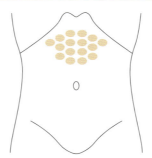

図Ⅰ-3-9　胃部振水音

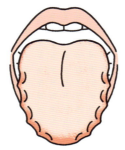　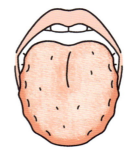

図Ⅰ-3-10　歯痕舌　　図Ⅰ-3-11　舌の腫大かつ歯痕舌

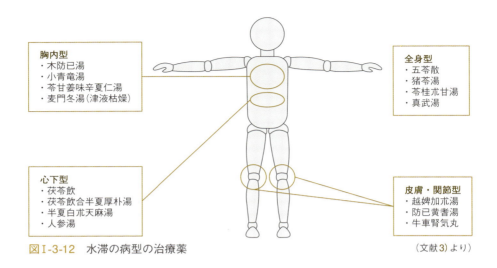

図Ⅰ-3-12　水滞の病型の治療薬　　　　　　　　　　　　　　　　（文献3）より

6. 腹直筋の緊張を診たら芍薬＋甘草を含む漢方薬を選択する

　季肋下部から恥骨まで腹直筋の異常緊張がみられる場合，腹直筋の緊張（図Ⅰ-3-13）と表現します．腹直筋を上から下まで手で按じながら診ていくと，腹直筋の緊張を触知できます．気血水による血虚の所見と捉えることもできます．腹筋を鍛えている方には明らかな腹直筋の緊張を認めますが，その際は所見としてとるかは全体の証と合わせて検討をする必要があります．腹直筋が緊張している方の腹力を診る場合は，腹筋を避けて腹力を確認します．実証の場合は四逆散を，虚証の場合は小建中湯の処方を考慮します．

――ポイント⑦――

- 腹直筋緊張は血虚のサイン．
- 腹直筋の緊張は芍薬・甘草を含む漢方薬の適応となり，虚実で処方を使い分ける．

適応薬の選択
実証：四逆散
虚証：芍薬甘草湯，小建中湯，黄耆建中湯，当帰建中湯

---

7. 臍上悸をみたら主に気逆病態を考慮する

　腹部を軽按して触知する腹部大動脈の拍動を臍上悸（図Ⅰ-3-14）といいます．臍上悸は腹壁が軟弱な場合，視診によって腹部大動脈の拍動を確認できることもあります．腹部動脈の拍動の触知はすべての人でみられると思われがちですが，そのようなことはありません．主には気逆を示唆する所見と考えますが，苓桂朮甘湯のように水毒を兼ねた気逆病態で確認することができます．精神安定作用を有する竜骨・牡蛎を含む漢方薬の使用目標にもなります．

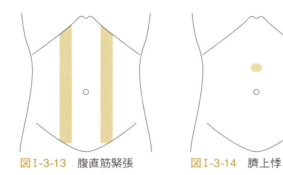

図Ⅰ-3-13　腹直筋緊張　　図Ⅰ-3-14　臍上悸

――― ポイント⑧ ―――

- 臍上悸は気逆のサイン
- 竜骨・牡蛎を含む漢方薬の選択を考慮する

適応薬の選択
気逆：柴胡加竜骨牡蛎湯，柴胡桂枝乾姜湯，桂枝加竜骨牡蛎湯，加味逍遙散，抑肝散
水毒を兼ねた気逆：苓桂朮甘湯，苓桂甘棗湯

　ここまで記載した所見は，ぜひ覚えておいて欲しい漢方医学的診察法であり，『漢方処方プロセス』シリーズで頻出する用語です．漢方薬についての知識を豊富にもっていても，患者の身体から発せられる症候を的確に把握できなければ，適切な漢方薬の選択をすることはできません．数多くの患者の身体に触れ，丹念に所見をとることで，より精度の高い処方薬の選択ができるよう学習しましょう．

　図Ⅰ-3-15に腹診における腹部の名称と，図Ⅰ-3-16に腹診の手順を示します．

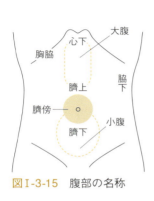
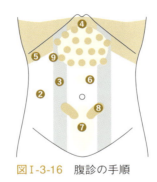

図Ⅰ-3-15　腹部の名称　　図Ⅰ-3-16　腹診の手順

❶まず腹部の望診を行う
↓
❷腹部全体の腹力をみる
↓
❸腹直筋の緊張をみる
↓
❹心下痞鞕をみる
↓
❺胸脇苦満をみる
↓
❻腹部の動悸を確認する
↓
❼小腹不仁の有無を確認する
↓
❽瘀血の圧痛点をみる
↓
❾振水音を確認する

C / ステップⅡ：より深く漢方医学的診察について知ろう

　ここからはステップⅡとして，ステップⅠを習得した後に学習して欲しい漢方医学的所見を解説します．

1. 正中芯は腎虚と脾虚のマーカー

　小腹（＝腹部の臍から下の領域）の正中部に触知する縦走する索状の抵抗を正中芯（図Ⅰ-3-17）といいます．小腹不仁に伴ってしばしばみられます．小腹にみられる場合は腎虚を示唆しますが，臍よりも上方に類似の索状物がみられた場合は脾虚を示唆する所見と考えます．

適応薬の選択
脾虚：小建中湯（小児でしばしば観察される）
腎虚：八味地黄丸（高齢者），六味丸（小児）

---

2. S状結腸部の抵抗・圧痛は桃核承気湯
　回盲部の抵抗・圧痛は大黄牡丹皮湯
　鼠径部の抵抗・圧痛は当帰四逆加呉茱萸生姜湯

　左下腹部のS状結腸部を指頭で軽く触診した場合にみられる腹壁筋の硬結と，この部位を擦過した際にみられる放散痛をS状結腸部の抵抗・圧痛（図Ⅰ-3-5）といいます．瘀血を示唆する症候の一つであり，古典的には少腹急結といって桃核承気湯を処方する際の目標になります．

　回盲部を指頭で軽く触診した場合にみられる腹壁筋の硬結と，この部位を圧迫した際にみられる放散痛を回盲部の抵抗・圧痛（図Ⅰ-3-5）といい，瘀血を示唆する症候の一つです．回盲部は大腸のなかでも炎症を起こしやすい部位であり，抗炎症作用をもつ冬瓜子や牡丹皮を含む，大黄牡丹皮湯を処方する際の目標となります．

　鼠径部の腸骨稜前縁を指頭で圧迫した際に圧痛がみられる場合を鼠径部の圧痛（図Ⅰ-3-18）といい，当帰四逆加呉茱萸生姜湯証を示唆する所見[4]とされています．

3. 舌苔の色調は身体の寒熱の状態を反映する
　地図状舌は気虚病態を現わす
　無苔は気血両虚を現わす

　薄い白苔は正常でもみられます．湿った白苔（図Ⅰ-3-19）が舌の表面に被ったような状態は，水毒に寒証を伴った病態を示唆します．乾燥した白苔（図Ⅰ-3-20）が被っている場合は少陽病期を示唆します．舌苔が黄色調を呈する場合には熱証が示唆されます．さらに黄色を増し，乾燥した黄苔（図Ⅰ-3-21）が舌に被っている場合は，陽明病期に病邪が移行した病態と判断し，大黄や石膏で清熱します．

　地図状舌（図Ⅰ-3-22）とは，舌苔の分布が一様でなく，一部で舌質が露見し，一部が舌苔に不整形に被われているものをいい，気虚の病態を示唆します．無苔（図Ⅰ-3-23）の場合は，気虚と血虚が併存（気血両虚）している病態を示唆します．

3 漢方の診察（脈・舌・腹）は何を診ているのか？

舌診で観察すべき項目を**表Ⅰ-3-2**にまとめました．

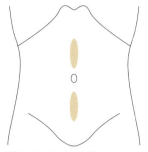

図Ⅰ-3-17 正中芯　　図Ⅰ-3-18 鼠径部の圧痛

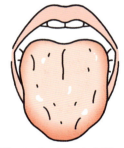
図Ⅰ-3-19 湿った白苔

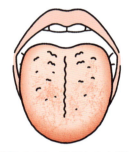
図Ⅰ-3-20 乾燥した白苔

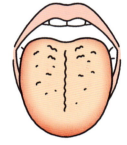
図Ⅰ-3-21 乾燥した黄苔

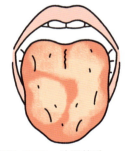
図Ⅰ-3-22 地図状舌

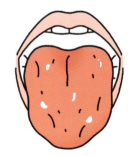
図Ⅰ-3-23 無苔

表Ⅰ-3-2　舌診で観察すべき項目

	舌表面（舌背）		舌裏面			
舌質	色調	淡白：寒証 血虚 紅 ：熱証 暗赤・紫：瘀血	舌下静脈 怒張：瘀血	舌苔	色調	白：少陽病（乾燥）陰病（湿潤） 　　水滞　寒証 黄：陽明病熱証
	形態	萎縮（菲薄）：気虚または 　　　　　　　血虚 腫大・歯痕：水滞 気虚			乾湿	乾：陽証 湿：陰証
					厚薄	厚：水滞・熱証 薄：正常
特殊例：鏡面舌 （萎縮・乾燥・無苔）：気血両虚・極虚					形態	斑状（地図）：気虚 無苔：気血両虚

（文献5）より）

25

D ステップⅢ：近年の報告を知ろう

ステップⅢは，近年の論文により報告されている所見をいくつか紹介します．

1. 臍痛点（図Ⅰ-3-24）

臍輪の直上を指頭で圧迫することで触知する圧痛を，葛根湯の圧痛点[6]といいます．大塚敬節氏が創見したため，大塚の圧痛点とも呼ばれています．慢性症でも急性症でも，実証，虚実間証に認め，虚証には現われないとされています．感冒，鼻炎，外中耳炎などが対象となります．

2. 真武湯の圧痛点（図Ⅰ-3-25）

真武湯の有効例において，臍の左1～2横指の辺りに放散しない抵抗と圧痛を認め，その部位が真武湯の圧痛点と考えられるとの報告[7]があります．

3. 治打撲一方の圧痛点（図Ⅰ-3-26）

打撲の既往のある治打撲一方の有効例において，臍の右横1～2横指付近に放散する圧痛と抵抗が認められ，その部位が治打撲一方の圧痛点と考えられるとの報告[8]があります．

4. 心下支結（図Ⅰ-3-27）

柴胡桂枝湯は『傷寒論』が原典であり，その条文に心下支結という用語が記載されています．心下支結についての解釈はこれまで諸説存在します．胸骨剣状突起と臍の中間点（中脘）に認められる圧痛点が，心下支結の微候のひとつである可能性が示唆されるとの報告[9]があります．

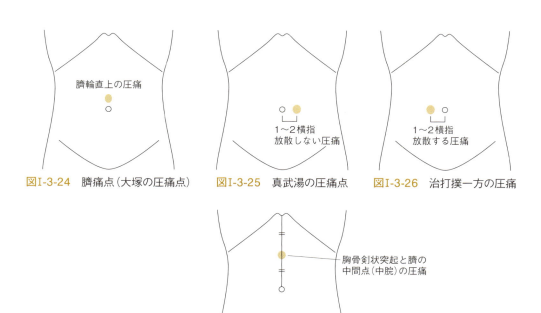

図Ⅰ-3-24　臍痛点（大塚の圧痛点）　　図Ⅰ-3-25　真武湯の圧痛点　　図Ⅰ-3-26　治打撲一方の圧痛

図Ⅰ-3-27　心下支結

🟡 おわりに

　実臨床においては，自身が考察した漢方医学的病態と，腹診所見とが必ずしも一致しない場合があります．腹診は処方選択のために大切な手段ですが，あまり腹診所見にとらわれ過ぎないようにすることも必要です．問診などから得られた病態認識と，診察により得られたサインと，どちらを重視するかを判断し臨機応変に対応することは，臨床の現場においては重要なことだと考えます．

▶文献

1) 寺澤捷年, 他：瘀血証の症候解析と診断基準の提唱. 日東洋医誌, 34：1-17, 1983.
2) 谷川聖明：高齢者の元気をサポートする漢方処方プロセス. 南山堂, 2024.
3) 谷川聖明：がんばる女性をサポートする漢方処方プロセス. 南山堂, 2023.
4) 寺澤捷年：当帰四逆加呉茱萸生姜湯証における鼠径部の抵抗・圧痛に関する一考察. 日東洋医誌, 67：302-306, 2016.
5) 日本漢方医学教育協議会(編)：基本がわかる漢方医学講義, 羊土社, 2020.
6) 山田光胤：腹診の全て−腹診伝承−. 日東洋医誌, 60：573-582, 2009.
7) 高木嘉子：真武湯の圧痛点. 日東洋医誌, 43：425-428, 1993.
8) 高木嘉子：治打撲一方の圧痛点. 日東洋医誌, 45：541-545, 1995.
9) 寺澤捷年：『傷寒論』柴胡桂枝湯の条文における「心下支結」についての一考察. 日東洋医誌, 64：243-245, 2013

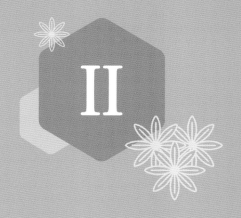

症候から考える処方プロセス

1 ▶ 胸やけ

✓ 胸やけに対する漢方治療のポイント

①胸やけはストレスが要因となることがあり，気の異常を考慮し治療薬を選択する．
②炎症が強い場合には黄連を，脾胃の寒に対しては桂皮を含む漢方薬を考慮する．
③熱証の胸やけには半夏瀉心湯を，寒証の胸やけには安中散を選択する．
④イライラや不眠などの精神症状を伴う胸やけには黄連解毒湯を用いる．

症例

- 49歳，男性．自営（飲食業）．身長161 cm，体重77 kg.
- 主訴は胸やけ，胃が張って重い.
- もともと胃が弱いタイプで，ストレスがかかると胃の調子が悪くなる．10年前に飲食業に転職．勤務していたお店をオーナーから継承することとなり，新規開業の準備でいろいろとストレスが多い．最近，胸やけや胃が張って重い感じがあり，上部消化管内視鏡検査を受けた．検査の結果，逆流性食道炎を指摘され，タケキャブ®20 mgが処方されたが効果なし．これまでもいろいろ胃薬を服用してきたがしっくりする薬剤がなく，漢方治療を希望し当院を受診となった.
- 疲れやすい，眠りが浅い，口がねばる，胸やけしやすい，胃液が口に上がることがある，みぞおちの重苦しさを感じる.
- 脈は浮沈中間，脈力も中間で弦（弓の弦をぴんと張ったような比較的緊張感のある脈）．舌は正常紅で，軽度腫大・歯痕あり，乾燥した白苔を被る．腹力は中等度で，心窩部に圧痛あり，小腹不仁を認めた.

　胸やけに対する漢方薬の選び方について考えてみましょう．胸やけの治療薬として，黄連解毒湯，半夏瀉心湯，黄連湯，安中散という4つの漢方薬について解説します．

　胸やけの原因となる疾患で1番多いのは胃食道逆流症です．胃食道逆流症には2つのタイプがあります．ひとつは食道に炎症がみられる「逆流性食道炎」で，もう1つは食道に炎症がみられない「非びらん性胃食道逆流症」です．非びらん性胃食道逆流症では食道粘膜が通常より敏感になっているため，少しの胃酸でも敏感に反応して胸やけなどの症状を生じます．その原因としては，蠕動運動の機能異常や精神的ストレスなどの問題が指摘されています．非びらん性胃食道逆流症は胃酸分泌抑制薬の治療効果が乏しく，薬物療法としては心身ともに作用をもつ漢方治療がよい適応と考えます．

表Ⅱ-1-1　4処方の構成生薬（分量）とその薬能　　　　　　　　　　　　　　　　　　　　　　　　（g）

生薬	黄連	黄芩	黄柏	山梔子	桂皮	人参	大棗	甘草	半夏	縮砂	乾姜	茴香	良姜	牡蛎	延胡索
薬能	清熱				解表温補	補気			理気化痰		温裏			安神	活血止痛
黄連解毒湯	2.0	3.0	1.5	2.0											
半夏瀉心湯	1.0	2.5				2.5	2.5	2.5	5.0		2.5				
黄連湯	3.0				3.0	3.0	3.0	3.0	6.0		3.0				
安中散					4.0			1.0		1.0		1.5	0.5	3.0	3.0

　漢方医学において，炎症に対しては清熱剤（＝熱を冷ます漢方薬）を用いて治療を行います．今回の4処方の構成生薬（分量）とその薬能を表Ⅱ-1-1に示します．黄連解毒湯と半夏瀉心湯には清熱薬である黄連・黄芩が含まれています．黄連・黄芩は横隔膜前後の熱を冷ます作用があり，炎症を伴う逆流性食道炎の治療薬として用いられます．また，黄連解毒湯は清熱作用のある黄柏・山梔子が追加された生薬構成になっているため，さらに抗炎症作用が強化されることになります．山梔子は精神安定作用を有するため，イライラやのぼせ，不眠などを改善する効果が期待できます．黄柏は苦味の強い生薬で，健胃整腸剤の主成分として民間薬でも使われています．以上のように，黄連解毒湯はストレスなどに起因する精神症状の改善ばかりでなく，胃酸過多による逆流性食道炎に対しても効果を発揮します．半夏瀉心湯は黄連・黄芩で胃熱を去り，人参・乾姜で消化機能を高めたり，消化管を温めたりする効果があります．このように，半夏瀉心湯は寒熱の観点において，相反する作用をもつ生薬を含むため，胸やけやゲップなどの熱症状にも，寒冷刺激によって起こる胃部症状や下痢にも用いることができます．さらには，利水・止嘔・理気（＝気を巡らせる）作用をもつ半夏を含むため，ストレスなどによる精神不安などにも対応する生薬構成になっています．黄連湯は半夏瀉心湯の黄芩を桂皮に置き換えた漢方薬です．桂皮＋甘草は気の上衝（気逆）を改善する作用があるため，赤ら顔で，ほてりやのぼせなどの症候に対しても適応となります．また，桂皮は温熱薬であり，黄連湯は半夏瀉心湯の清熱作用を弱め，温熱作用を強めたような方意となります．「上熱中寒」を有するさまざまな疾患・症状に黄連湯が有効であったとの報告[1]があり，中焦（＝横隔膜より下で臍より上の部位）における寒は黄連湯を使用する際の目標になると考えます．

　一方，安中散には黄連・黄芩などの清熱薬は含まれず，温性の理気薬を多く含有しています．桂皮はシナモン，茴香はフェンネルであり，ハーブとして一般の食用でも用いることのある生薬を含みます．縮砂はショウガ科の植物の種子，良姜はショウガ科の植物の根茎であり，これらハーブやスパイスを用い，刺激性の芳香成分によって胃腸を温め，消化機能を促進します．延胡索は温めながら気血の巡りをよくする作用があり，痛みを和らげる効果があります．また，牡蛎はカキの貝殻であり，75％は炭酸カルシウムで構成されており，胃酸を中和することで胃酸過多を改善する効果が期待できます．さらには安神（＝精神活動を安らかにする）作用を有しているため，安中散は心身ともにおける健胃作用を有していると考えます．

今回提示した「黄連解毒湯」、「半夏瀉心湯」、「黄連湯」、「安中散」の特徴を、6つの病態のレーダーチャートで示し解説します。レーダーチャートの各頂点は後述の気血水理論の6つの病態に対応しています。頂点の外側にプロットされていればいるほど、その病態に対して効果を発揮することを意味します。

気虚：生命を維持するエネルギーである気が不足した病態で、元気がない、気力がないなどの精神活動の低下、全身倦怠感、風邪をひきやすい、内臓下垂、性欲の低下などの症状がみられます。

→ **脾の衰えによる消化機能の低下は気虚の病態を引き起こします。**

気滞：気の流れが停滞した病態で、咽喉や胸部の閉塞感、腹部膨満感、気分がふさぐ、抑うつ傾向など、気が停滞した部位に閉塞感を訴えることがあります。

→ **精神的ストレスによるみぞおちのつかえ感は気滞の病態と考えます。**

気逆：身体中心から末梢へ、上半身から下半身へ巡るべき気が逆走した病態で、動悸・咳嗽・顔面紅潮・嘔吐・四肢の冷えなどが発作的に現れます。腹診において、臍の上部に大動脈の拍動を触れることがあります。

→ **胃酸の逆流や気の上衝による胸やけは気逆の病態と考えます。**

血虚：生体の栄養・代謝などの物質面を支える血の量に不足を生じた病態で、貧血症状、顔色不良、皮膚の乾燥、こむら返り、爪の異常、知覚異常、睡眠障害などがみられます。

瘀血：血の巡りが停滞した病態で、主として微小循環障害や、血液レオロジー異常を生じます。顔面の色素沈着、眼輪部のくま、粘膜の暗赤紫化、月経異常などの症候を認めます。腹診において、特徴的な圧痛点を認め、診断の助けとなります。

水毒：生体の栄養・代謝などの物質的側面を支える水に異常をきたした病態で、浮腫やめまい、水様下痢などの症状を呈します。天候の悪化で体調をくずしたり、車酔いしやすかったりなどの徴候を認めます。舌の腫大や歯痕は水毒を示唆する重要な所見です。腹診において、上腹部を叩くとポチャポチャと音がすることがあります（振水音）。

→ **脾虚による消化機能の低下は水毒の病態を引き起こします。**

「胸やけ」四大処方を学ぼう！

処方薬解説❶　黄連解毒湯

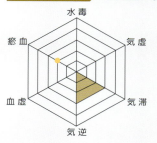

　比較的体力があり，のぼせ気味で顔面紅潮し，精神不安，不眠，イライラなどの精神神経症状を訴える場合に用います．精神神経症状を伴う胃部症状に適応となります．今回の4処方のなかでは最も清熱作用が強く，胃熱を冷ますことで胸やけを改善させます．多量に飲酒をすると胃に熱がこもり二日酔いの原因となります．飲酒前に黄連解毒湯を飲んでおくことで，二日酔いの予防をすることができます．

処方薬解説❷　半夏瀉心湯

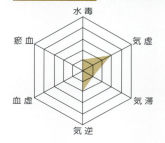

　体力中等度の人で，みぞおちがつかえ，時に悪心，嘔吐があり，胸やけ，ゲップ，食欲不振を訴える場合に用います．腹が鳴って軟便または下痢傾向があることは本方の使用目標となります．胃痛を訴えることはあまり多くありません．また，ストレスに関連する不安・不眠などの精神神経症状にも対応するため，神経性胃炎や下痢型過敏性腸症候群には第一選択薬となります．腹診における心下痞鞕（＝心窩部の抵抗・圧痛）は，本方の特徴のひとつです．化学療法・放射線療法誘発性の口内炎を軽減するとの報告[2]があり，その際は，口にふくんでゆっくり服用することが重要です．

処方薬解説❸　黄連湯

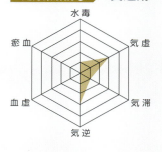

　体力中等度の人で，のぼせ，心窩部痛，悪心，嘔吐のあるものに用います．また，胸やけや胃部の停滞感・重圧感，食欲不振，口臭などを伴う場合にも適応となります．半夏瀉心湯同様，腹診にて心下痞鞕を認めます．半夏瀉心湯証と類似した病態に適応となるため，黄芩の副作用を避けたい場合には，黄連湯で代用することもあります．

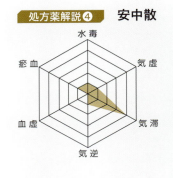

処方薬解説❹　安中散

やせ型で比較的体力の低下した人の慢性に経過する胃痛や胸やけに対し用います．健胃に特化した生薬構成になっており，脾胃が寒に犯されることで胃部症状を自覚する場合に適応となります．安神作用のある牡蛎を含むため，精神的ストレスを伴う胃痛などにも用いることができます．即効性があるため頓服としても使用できます．腹痛が強い場合は芍薬甘草湯と併用することもあり，これらの組み合わせは一般薬にも採用されています．

「胸やけ」四大処方の使い分け

今回解説した4処方に対する，胸やけを訴える人の分布を図Ⅱ-1-1に示します．横軸には陰陽の病態を，縦軸には胸やけを訴える人の割合をとっています．陽とは熱性，活動性，発揚性の状態を意味します．一方，陰とは，寒性，非活動性，沈滞性の状態を意味します．今回の4処方においては，黄連解毒湯，半夏瀉心湯，黄連湯は陽の病態に，安中散は陰の病態にそれぞれ適応になります．安中散証は胃の表面には熱を帯びていることが多く，陽の病態に対しても使用することはあります．胸やけは一般的に炎症を伴うことが多く，人口分布のピークは陽の病態にシフトします．抗病力の有無をみる虚実の視点からは，黄連解毒湯は実（＝抗病力亢進）に，半夏瀉心湯と黄連湯は虚実中間に，安中散は虚（＝抗病力低下）の病態を呈します．

先ほどの症例を考察してみましょう．まず陰陽については，明らかな冷えの症候がなく

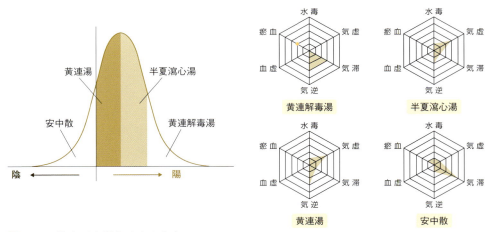

図Ⅱ-1-1　胸やけを訴える人の分布

陽証と考えます．虚実は，脈力・腹力とも中間であり虚実間証と判断します．口がねばり，脈が弦であることからは少陽病期と捉えることができます．気血水では，気力がないことからは気虚を，ストレスにて睡眠障害を認めることからは気滞を示唆します．黄連解毒湯は少陽病期・実証に，黄連湯と半夏瀉心湯は少陽病期・虚実間証に，安中散は少陽病期〜太陰病期・虚証にそれぞれ用いられる漢方薬であることから，今回の症例では黄連解毒湯と安中散が除外され，黄連湯と半夏瀉心湯の鑑別となります．腹証で心下痞鞕を認めることから人参剤を考慮しますが，黄連湯にも半夏瀉心湯にも人参は含まれます．黄連湯は構成生薬に桂皮を含むため気の上衝を伴うことが多く，気逆の病態に適応となります．一方，半夏瀉心湯はストレスによる神経性胃炎などにしばしば用いられます．本症例においては，気逆徴候が顕著ではないため，半夏瀉心湯を選択しました．タケキャブ®20 mgは効果がなかったとのことであり，半夏瀉心湯のみエキス剤で投与しました．約2週間の服用で症状はほぼ消失し，その後は同薬を症状があるときのみ頓用で服用することとし廃薬としました．

───── より理解を深めるためのワンポイント ─────

少陽病と太陰病

陽証と陰証をそれぞれ3期（三陰三陽）に分けたステージ分類を六病位といいます．陽証は太陽病期，少陽病期，陽明病期，陰証は太陰病期，少陰病期，厥陰病期に分けられます．消化器症状を訴える場合，陽においては少陽病期が，陰においては太陰病期が主病態となります．消化器疾患を治療する際に，少陽病か太陰病かを見抜くことは，処方薬選択に重要なポイントとなります．それぞれの病期の特徴を以下に示します．

少陽病期
①口が苦い・ねばる，嘔気・嘔吐，胸やけ，心窩部不快感，食欲不振
②微熱を繰り返す（往来寒熱）
③弦脈，乾燥した舌苔

太陰病期
①腹満，腹痛，食欲不振，便秘，下痢
②消化管の冷えに起因する消化器症状
③沈脈（深く指を押して初めて触れる脈），湿潤した舌苔

Ⅱ 症候から考える処方プロセス

「胸やけ」の処方を復習しよう！

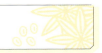

症例 ❶

- 75歳，男性．無職．身長160 cm，体重65 kg．
- 主訴は，胸やけ，胃酸が上がる，胃もたれ，胃痛．
- 10年ほど前から胸やけ，胃もたれ，胃痛を自覚した．転勤族であり，転勤のたびに環境の変化やストレスなどで，胃部症状を頻繁に自覚するようになった．2年前に上部消化管内視鏡検査を受け，逆流性食道炎を指摘された．その際，プロトンポンプ阻害薬を1ヵ月内服したが，症状は変わらず通院を中止した．油ものを摂るとてきめんに胃部症状を自覚する．今回漢方治療を希望し当院を受診となった．暑がりで寒がり，頭部に汗をかきやすい，口がねばる，口角がよく荒れる，胸やけしやすい，胃液が口に上がることがある，胃部に差し込むような痛みを自覚することがある，頭痛があるなどの症状を認めた．
- 脈はやや沈，脈力は中間．舌は正常紅で，軽度腫大・歯痕あり，乾燥した微白苔を被る．腹力は中等度で，心窩部に圧痛あり，両側軽度の腹直筋緊張，両側臍傍圧痛を認めた．

> **着眼ポイント** 胃痛を伴う胸やけで上熱下寒の傾向あり．

症例 ❷

- 74歳，男性．無職．身長168 cm，体重72 kg．
- 主訴は，イライラ，興奮して眠れない，胸やけ．
- もともと興奮しやすいタイプ．鼻炎のため鼻閉がひどく，息苦しくて眠れないことがあった．その後から，布団に入ってもイライラし興奮して眠れないことが多くなった．さらには，胃酸が上がり胸やけも自覚した．精神科からベルソムラ®の投与を受けたが効果なし．今回，漢方治療を希望し当院を受診となった．寝つきが悪い，ねむりが浅い，暑がりである，胸がもやもやして寝つけない，胸やけしやすい，胃液が口に上がることがあるなどの症状を認めた．
- 脈はやや浮，脈力は実．舌は暗赤紅で，軽度腫大・歯痕あり，乾燥した微白苔を被る．腹力は充実で，小腹不仁を認めた．

> **着眼ポイント** イライラや不眠など精神神経症状を伴った胸やけ．

症例 ❸

- 41歳，女性．事務職．身長153 cm，体重40 kg．

- 主訴は，胸やけ，胃痛，食欲不振，便秘，冷え症．
- 便秘症，冷え症に対し，大建中湯と麻子仁丸（眠前1包）を内服中．資格試験の準備のためストレスが多く，睡眠時間も十分とれない日が続いた．近頃，胸やけや胃痛を自覚するようになり，食欲が低下し体重減少も認めた．市販の胃薬を服用すると症状は軽快するが，中止すると再び症状が悪化する．何かよい漢方薬がないかとの相談を受けた．疲れやすい，なんとなく気分がすぐれない，気分がイライラする，寝つきが悪い，汗をかきやすい，とくに首から上にかく，暑がりで寒がり，手足が冷える，口角がよく荒れる，動悸がする，胸やけしやすい，みぞおちの重苦しい感じがある，みぞおちが痛むことがあるなどの症状を認めた．月経周期は順調で，月経痛はなし．
- 脈はやや沈で，脈力はやや弱．舌は正常紅で軽度腫大があり，湿潤した微白苔を被る．腹力はやや軟弱で，両側腹直筋の軽度緊張を認めた．

着眼ポイント ストレスを背景とした神経性胃炎による胃痛・胸やけ．

症例❹

- 26歳，男性．会社員．身長171 cm，体重56 kg．
- 主訴は，胸やけ，胃の張り，下痢，疲労感，食欲低下．
- 最近，仕事が忙しく食生活が不規則となった．ストレスも多く，胸やけや胃の張り，下痢を自覚するようになった．疲労感が強く，食欲低下も認めた．体調不良のため，漢方治療目的に当院を受診となった．疲れやすい，翌朝疲れが残る，下痢する，胸やけしやすい，胃液が口に上がることがある，みぞおちの重苦しい感じがある，腹の張ることがある，腹がゴロゴロ・グーグー鳴ることがあるなどの症状を認めた．
- 脈は浮沈中間で，脈力も中間．舌は正常紅で軽度腫大があり，乾燥した微白苔を被る．腹力はやや軟弱で，心窩部の圧痛を認めた．

着眼ポイント 精神的ストレスに伴う胸やけや下痢．

▶文献

1) 土倉潤一郎，他：「上熱中寒」から展開する黄連湯の応用～30例の有効症例から～．日東医誌．70：205-210，2019.

2) Yamashita T, et al：A traditional Japanese medicine-Hangeshashinto（TJ-14）-alleviates chemoradiation-induced mucositis and improves rates of treatment completion. Support Care Cancer. 23：29-35, 2015.

症例に処方した漢方薬

症例❶：黄連湯

約2週間の服用で，胸やけは残るものの改善しているとのこと．差し込むような胃痛もなく，口内のねばつきも軽快した．さらに2週間の服用で，胸やけはほとんど感じなく

Ⅱ　症候から考える処方プロセス

なり，胃痛もほぼ消失した．半年ほど内服を継続し，その後は不定期の内服となり，胃部症状があるときは黄連湯を服用すれば調子がよいとのことで，現在は薬がなくなったタイミングでの受診となっている．

症例❷：黄連解毒湯

約2週間の服用で寝つきがよくなり，イライラすることが少なくなった．胸やけも軽快し胸のもやもやも消失した．熟睡できるようになり，ベルソムラ®の服用を中止することができた．その後も経過良好であり現在も同薬を継続中である．

症例❸：安中散

大建中湯を中止し安中散へ転方した．安中散を服用後から胸やけや胃痛は軽快し，食欲も回復した．食事も摂れるようになり，体重も42kgに増加した．資格試験に合格した後もときどき胸やけや胃痛を自覚するため，安中散の内服は継続している．

症例❹：半夏瀉心湯

服用後から胸やけや胃の張り，下痢は軽減した．内服を中止すると症状が再燃するとのことで同薬を継続した．約1ヵ月の服用で食欲低下が改善し，倦怠感も回復した．その後は不定期の内服となり，胃部症状や下痢を自覚した際に再診し，その都度，半夏瀉心湯を処方している．

② ▶ 胃もたれ

✓ 胃もたれに対する漢方治療のポイント

① 胃もたれはストレスが関与することがあり，気の異常を考慮し治療薬を選択する．
② 気虚には六君子湯，茯苓飲合半夏厚朴湯を，気滞には四逆散，茯苓飲合半夏厚朴湯，平胃散を選択する．
③ 胃に停滞した水を巡らせることで，胃の機能回復を図る．
④ 水滞（痰飲）が顕著な場合には，六君子湯，茯苓飲合半夏厚朴湯の使用を考慮する．

症例

- 37歳，女性．事務職．身長166 cm，体重50 kg.
- 主訴は胃もたれ，食欲不振，胃部膨満感.
- もともと胃弱の傾向あり．大学卒業後から現在の会社に勤務している．5年前に部署異動があった後から体調不良を感じるようになった．その頃，子育てのストレスも重なり，胃もたれや胃部膨満感など胃部症状を自覚するようになった．さらに，食欲不振による体重減少も認めるようになり，知人から当院を紹介され受診となった.
- 疲れやすい，翌朝疲れが残る，体全体が重い，ささいなことが気になる，風邪をひきやすい，食欲はないが何とか食べている，眠りが浅い，寒がりである，手足が冷える，冬は電気毛布やカイロが必要，口がねばる，口唇が荒れる，顔色が悪いと思う，胃もたれする，お腹が張ることがある，月経周期は順調，月経痛なし.
- 脈は浮沈中間，脈力は弱．舌は正常紅で，軽度腫大・歯痕あり，湿潤した微白苔を被る．腹力は軟弱で，心窩部の圧痛や両側臍傍の軽度圧痛があり，上腹部を叩くとポチャポチャと音がする.

　胃もたれに対する漢方薬の選び方について考えてみましょう．胃もたれの治療薬として，四逆散，茯苓飲合半夏厚朴湯，平胃散，六君子湯という4つの漢方薬について解説します．

　胃もたれとは，食べ物が何らかの要因により消化されるのが遅れ，胃に残り続けるために生じる不快な症状をいいます．胃もたれの主たる要因として，機能性ディスペプシア（functional dyspepsia：FD）があげられます．FDとは，「みぞおちの痛み」や「食後の胃もたれ」などの症状が続いているのに，一般的な検査をしても異常が見当たらない状態であ

Ⅱ　症候から考える処方プロセス

り，症状によって大きく2つのタイプに分類されます．ひとつは，食後に胃がもたれたり，少量の食事でお腹が張ったりするタイプで，食後愁訴症候群といわれます．もうひとつは，みぞおちが痛んだり，みぞおちがやけるように感じたりするタイプで，心窩部痛症候群といわれます．

FDの直接的な原因は，胃の機能低下・機能障害ですが，その背景には心理的要因と身体的要因があるとされています．治療としてはストレスの緩和や食生活の改善など，生活習慣の見直しとともに薬物治療がなされます．FDに対する薬物療法において漢方薬は有力な治療薬であり，「機能性消化管疾患診療ガイドライン2021」[1]には，「FDの治療薬として，漢方薬は有用か？」という問いに対し，「六君子湯は有用であり，使用することを推奨する（エビデンスA），六君子湯以外の漢方薬は，有用である可能性があり使用することを提案する（エビデンスB）」との記載があります．今回の4処方においては，食後愁訴症候群に対しては茯苓飲合半夏厚朴湯，平胃散，六君子湯が，心窩部痛症候群に対しては四逆散，茯苓飲合半夏厚朴湯が適応となります．

4処方の生薬構成（分量）と薬能を表Ⅱ-2-1に示します．胃もたれを自覚するに至る背景は消化管運動の機能低下であり，漢方医学においてはまず補気剤（＝気を補う漢方薬）を用いて，脾（＝消化吸収を司る臓），胃（＝食物を受け入れる腑）の機能回復を図ります．茯苓飲合半夏厚朴湯と六君子湯には人参（＝補気の代表的生薬）が含まれ，気虚の病態に適応となる漢方薬です．一方，四逆散と平胃散には人参は含まれていないため，補気作用はそれほど強くはありません．腹診において，心下痞鞕（＝心窩部の抵抗・圧痛）を認めることは人参剤の適応を示唆します．

次に，胃の機能不全によって心下に停滞した水を巡らせる治療を考慮します．心下の水を動かす生薬は蒼朮と茯苓であり，茯苓飲合半夏厚朴湯と六君子湯には蒼朮・茯苓が，平胃散には蒼朮が含まれています．胃に停滞した水を動かすことで胃の機能回復を図り，胃もたれを改善させます．さらさらとした水を「飲」といい，利水作用のある蒼朮や茯苓を用いて，心下の水滞を取りのぞくことで脾の働きを助けます．腹診において，胃部振水音（＝上腹部を叩いてポチャポチャと音がする）を認めることは水滞を示唆します．水の停滞がさらに悪化し，粘稠でべっとりした水になると，咽喉部のつまり感やべっとりとした舌苔を認めるようになります．そのような状態を「痰」といい，半夏や陳皮といった化痰薬

表Ⅱ-2-1　4処方の構成生薬（分量）とその薬能　　　　　　　　　　　　　　　　　　　　　(g)

生薬	蒼朮	茯苓	人参	甘草	生姜	大棗	陳皮	枳実	蘇葉	半夏	厚朴	柴胡	芍薬
薬能	利水		補気		補気		理気			化痰	化湿行気	清熱疎肝	補血
	補気・補脾（四君子湯）												
四逆散				1.5				2				5	4
茯苓飲合半夏厚朴湯	4	5	3		1		3	1.5	2	6	3		
平胃散	4			1	0.5	2	3				3		
六君子湯	4	4	4	1	0.5	2	2			4			

2　胃もたれ

表Ⅱ-2-2　4処方の特徴

漢方薬	陰　陽	虚　実	FDのタイプ	気血水	胃もたれ以外の症候
四逆散	陽	虚実間	心窩部痛症候群	気滞	胃痛
茯苓飲合半夏厚朴湯	陽	虚実間〜虚	心窩部痛症候群 食後愁訴症候群	気虚・気滞・水滞	喉のつまり感 胃部膨満感
平胃散	陽〜陰	虚	食後愁訴症候群	気滞・水滞	消化不良
六君子湯	陰	虚	食後愁訴症候群	気虚・水滞	食欲不振

（＝痰をとり除く生薬）を用いて治療します．茯苓飲合半夏厚朴湯と六君子湯には半夏・陳皮が含まれるため，痰飲に対する治療が増強され，さらには理気（＝気を巡らせる）作用が加わり，気滞を改善させます．

　ストレスなどにより消化管運動が低下している場合は，気虚や水滞を治療するだけでなく，気の滞りを改善する必要があります．漢方医学において気滞による機能低下は，理気剤を用いて治療します．交感神経の過緊張状態は肝の失調状態と考え，柴胡剤を選択します．枳実・厚朴は理気作用に優れ，気滞による消化管の機能障害や痛みに対し効果を発揮します．枳実・厚朴は茯苓飲合半夏厚朴湯に，枳実は四逆散に，厚朴は平胃散に含まれています．

　今回の4処方の特徴を表Ⅱ-2-2に示します．四逆散は柴胡・枳実・芍薬・甘草の4生薬から構成されている漢方薬です．芍薬・甘草は痛みを緩和する効果があり，さらに柴胡・枳実で気滞を改善することにより，精神的ストレスを背景とした胃痛に対し有効です．茯苓飲合半夏厚朴湯は，気虚・気滞・水滞（水毒）に作用し，胃全般の機能回復を図ることで，喉のつまり感や胃部膨満感に効果を発揮します．平胃散は，気滞・水滞を改善することにより，消化機能を助け消化不良を改善する効果があります．六君子湯は気虚・水滞に作用することにより，心下に停滞した痰飲を取り除くことで，食欲不振に対応します．

　今回提示した「四逆散」，「茯苓飲合半夏厚朴湯」，「平胃散」，「六君子湯」の特徴を，6つの病態のレーダーチャートで示し解説します．レーダーチャートの各頂点は後述の気血水理論の6つの病態に対応しています．頂点の外側にプロットされていればいるほど，その病態に対して効果を発揮することを意味します．

気虚：生命を維持するエネルギーである気が不足した病態で，元気がない，気力がないなどの精神活動の低下，全身倦怠感，風邪をひきやすい，内臓下垂，性欲の低下などの症状がみられます．

→ 脾の衰えによる消化機能の低下は気虚の病態を引き起こします．

気滞：気の流れが停滞した病態で，咽喉や胸部の閉塞感，腹部膨満感，気分がふさぐ，抑うつ傾向など，気が停滞した部位に閉塞感を訴えることがあります．

→ 精神的ストレスによる消化管運動の低下は気滞の病態と考えます．

気逆：身体中心から末梢へ，上半身から下半身へ巡るべき気が逆走した病態で，動悸・咳嗽・顔面紅潮・嘔吐・四肢の冷えなどが発作的に現れます．腹診において，臍の上部に大動脈の拍動を触れることがあります．

血虚：生体の栄養・代謝などの物質面を支える血の量に不足を生じた病態で，貧血症状，顔色不良，皮膚の乾燥，こむら返り，爪の異常，知覚異常，睡眠障害などがみられます．

瘀血：血の巡りが停滞した病態で，主として微小循環障害や，血液レオロジー異常を生じます．顔面の色素沈着，眼輪部のくま，粘膜の暗赤紫化，月経異常などの症候を認めます．腹診において，特徴的な圧痛点を認め，診断の助けとなります．

水毒：生体の栄養・代謝などの物質的側面を支える水に異常をきたした病態で，浮腫やめまい，水様下痢などの症状を呈します．天候の悪化で体調を崩したり，車酔いしやすかったりなどの徴候を認めます．舌の腫大や歯痕は水毒を示唆する重要な所見です．腹診において，上腹部を叩くとポチャポチャと音がすることがあります（振水音）．

→ 消化管運動の低下により胃に水が停滞し胃もたれの原因となります．

※水の循環が滞った病態を水滞といい，水に由来する異常全般を水毒と表現します．

「胃もたれ」四大処方を学ぼう！

処方薬解説❶ 四逆散

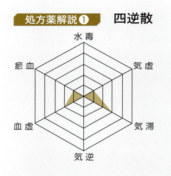

体力中等度の人で，イライラ，不眠，抑うつ感などの精神神経症状を訴える場合に用います．ストレスなどにより肝気が昂ぶった状態で，神経過敏や知覚過敏となった病態に適応となります．腹痛に対して用いられる芍薬甘草湯を含むため，腹痛を伴った消化器症状にしばしば応用されます．腹診にて，胸脇苦満（＝季肋部の抵抗・圧痛）とともに両側の腹直筋が全長にわたって緊張している所見は，本方を使用する際の目標となります．

処方薬解説❷ 茯苓飲合半夏厚朴湯

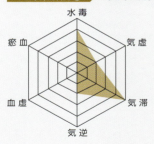

体力中等度あるいはやや低下した人で，抑うつ症状や咽喉部の異物感，胃部膨満感を訴える場合に選択します．水滞（痰飲）を伴う胃部症状に用いる茯苓飲と気滞の代表薬である半夏厚朴湯を合方した漢方薬です．両者を合方することで気滞を改善する作用が増強されることになります．精神症状を伴う胃食道逆流症やFDによい適応となります．茯苓飲は甘草を含まない補気薬であり，半夏厚朴湯にも甘草が含まれないため，低カリウムの副作用を気にせず使用することができます．

処方薬解説❸ 平胃散

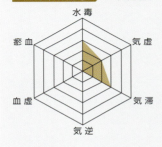

体力中等度あるいはやや低下した人が，胃もたれや腹部膨満感などの消化器症状を訴える場合に用います．心下部に水滞があり，消化機能が低下した病態が適応です．また，腹部の気滞を散じることで，過食などにより胃部に停滞した食物の消化を助ける作用があります．人参を含まないため補気作用はそれほど強くなく，脾虚が強い場合には四君子湯と併用することがあります．あるいは，水様性下痢・嘔吐など水毒を伴う場合は，平胃散と五苓散の合方である胃苓湯を選択します．

処方薬解説❹ 六君子湯

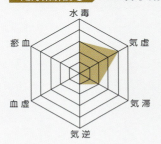

比較的体力の低下した人が胃腸機能低下のため，食欲不振，胃もたれ，胃部不快感などを訴える場合に用います．人参を含み補気薬の代表薬です．脾の機能低下により気の生成が低下した気虚の病態や，さらに心下の水の滞り（痰飲）を伴う場合に適応となります．腹診にて胃部振水音をしばしば認めます．プロトンポンプ阻害剤（PPI）抵抗性胃食道逆流症に対し，六君子湯とPPIの併用は，PPI倍量投与と同様の上乗せ効果があったとの報告[2]があります．

「胃もたれ」四大処方の使い分け

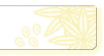

　今回解説した4処方に対する，胃もたれを訴える人の分布を図Ⅱ-2-1に示します．横軸には陰陽の病態を，縦軸には胸やけを訴える人の割合をとっています．陽とは熱性，活動性，発揚性の状態を意味します．一方，陰とは，寒性，非活動性，沈滞性の状態を意味します．今回の4処方においては，四逆散，茯苓飲合半夏厚朴湯は陽の病態に，六君子湯は陰の病態にそれぞれ適応になります．平胃散は少陽病期から太陰病期への移行期に適応となるため，陰陽どちらの病態にも用いることができます．胃もたれは胃部に熱を伴うことが多く，全体の証も陽にシフトした人口分布を示すと考えます．抗病力の有無をみる虚実の視点からは，胃もたれは消化機能が低下した病態であり，虚証と捉えて治療します．今回の4処方はすべて虚実間〜虚証に適応となる漢方薬です．

　先ほどの症例を考察してみましょう．まず陰陽については，寒がりである，手足が冷える，冬は電気毛布やカイロが必要とのことから陰証と判断します．虚実は，脈力は弱く，腹力も軟弱であることから虚証と考えます．気血水では，疲れやすい，翌朝疲れが残る，風邪をひきやすい，食欲がないなどは強い気虚病態を示唆します．ささいなことが気になる，眠りが浅いことからは気滞が考慮されます．体全体が重いことや，舌診での歯痕舌，腹診での胃部振水音は水毒（水滞）と判断します．今回の4処方において，陰証で虚証であることから，四逆散と茯苓飲合半夏厚朴湯が除外されます．平胃散は基本的には陽証に適応となる漢方薬ですが，陰証の方にも用いることがあります．気虚・水毒徴候が顕著で，腹診における心下痞鞕は人参剤を考慮するため，六君子湯の適応と考え処方しました．同薬の服用後から胃部症状は徐々に改善し，食欲も回復しました．胃部症状も軽快傾向にあり，現在も同薬を続服中です．

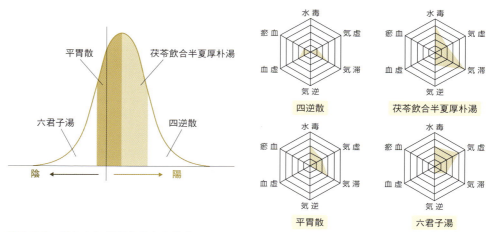

図Ⅱ-2-1　胃もたれを訴える人の分布

――より理解を深めるためのワンポイント――

痰 飲

　痰飲とは臓腑の病変などで生じる滲出液（粘稠汚濁なものを痰，稀薄清澄なものを飲とよぶ）のことであり，それらが脾・肺・腎の機能低下のため排出されず，体内に停留して発する病証のことをいいます．広義には水分の代謝障害によって，過剰な水液が身体各部に停留して起こるすべての疾患をさし，狭義にはそのうち水液が腸胃に停留して起こる疾患をさします．胃脘部（おへそからみぞおちのあたり）の膨満と振水音，飲食の減少，身体の消痩，腸鳴下痢，動悸，息切れ，嘔吐などの症状を呈します[3]．胃もたれは脾胃の痰飲により起こる症状と考え，飲に対しては茯苓・蒼朮を，痰に対しては陳皮・半夏を含む漢方薬を用いて治療します．

「胃もたれ」の処方を復習しよう！

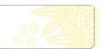

症例❶

- 43歳，女性．無職．身長157 cm，体重51 kg．
- 主訴は，胃もたれ，腹満感．
- 2ヵ月ほど前からお腹の調子が悪く，胃のもたれと嘔気を自覚した．食事を摂ると腹満感があり，市販の胃薬を飲んで対処していた．症状が持続するため近医消化器科を受診し上部消化管内視鏡を施行したが異常所見は認めなかった．疲れると胃もたれを自覚し，最近はその頻度が多くなったため，漢方治療を希望し当院を受診となった．疲れやすい，ささいなことが気になる，暑がりで寒がり，口唇が荒れる，胃がムカムカする，お腹が張る，月経は順調．
- 脈はやや沈，脈力はやや弱．舌は正常紅で，軽度腫大あり，乾燥した白苔を被る．腹力はやや軟弱で，両側軽度の腹直筋緊張，両側臍傍圧痛を認めた．

着眼ポイント　胃部に気滞があり消化機能が低下した病態．

症例❷

- 74歳，女性．無職．身長159 cm，体重59 kg．
- 主訴は，嘔気，胃もたれ，味覚異常．
- 10年ほど前に強いめまいがあり，その後から不眠を自覚するため，心療内科で睡眠薬の投与を受けている．最近，家族のことでいろいろとストレスが多く，嘔気や胃もたれがあり食欲が低下した．1週間ほど前から食物の味がわからなくなり，漢方治療を希望し当院を受診となった．匂いや甘味，辛味，酸味など

Ⅱ　症候から考える処方プロセス

はわかるが，何を食べているのかわからない．血液検査で亜鉛値は正常範囲．何となく気分がすぐれない，ささいなことが気になる，眠りが浅い，目が回ることがある，食べた物が喉につかえる感じがする，物にむせやすい．

- 脈は浮沈中間，脈力は中間．舌は正常紅で，腫大・歯痕あり，乾湿中等度の白苔を被る．腹力は中間で，心窩部圧痛，両側腹直筋緊張，両側臍傍圧痛があり，上腹部を叩くとポチャポチャと音がする．

>着眼ポイント　気滞をベースとした水毒を伴う胃部症状．

症例❸

- 32歳，男性．販売員．身長161 cm，体重40 kg．
- 主訴は，胃もたれ，食事が摂れない．
- 10年ほど前から胃もたれ（胃のむかつき，胃が重い感じ）を自覚するようになった．26歳時に勤務していた仕事で過度のストレスがあり，そのときが一番症状を強く感じた．その後その会社を退職し現在の職に就いている．最近朝起きると胃のむかつきを自覚するため思うように食事が摂れない．午前中はなんとなく過ごすが，午後になると胃部症状が悪化する．今回，漢方治療を希望し当院を受診となる．疲れやすい，気力がない，集中力がない，風邪をひきやすい，食欲はあるが食べられない，寒がりである，口がねばる，胃もたれする，胸やけしやすい．
- 脈はやや沈で，脈力はやや弱．舌は正常紅で，湿潤した白苔を被る．腹力は軟弱で，心窩部圧痛，両側腹直筋緊張があり，上腹部を叩くとポチャポチャと音がする．

>着眼ポイント　脾の機能低下により気虚をベースとして水滞を伴った病態．

症例❹

- 68歳，男性．無職．身長176 cm，体重55 kg．
- 主訴は，胃もたれ，心窩部痛．
- 2週間前に起床時突然心窩部痛（鈍痛）を自覚した．とくに前かがみになると痛みが強い．その後症状が出たり消えたりを繰り返すため近医消化器内科を受診．採血や画像診断で異常所見はなく，膵臓疾患も含め異常なしと告げられた．その後，心窩部痛は持続し胃もたれも自覚するようになった．慢性膵炎が心配とのことで漢方治療を希望され当院を受診となった．飲酒歴なし．神経質なたちでささいなことが気になる，ストレスにて下痢になる，眠りが浅い，目の奥が痛むことがある，胃もたれする，みぞおちが痛むことがある．
- 脈は浮沈中間で，脈力も中間，弦．舌は正常紅で，乾燥した白苔を被る．腹力は中等度で，両側胸脇苦満，両側腹直筋緊張があり，小腹不仁を認めた．

>着眼ポイント　神経質で病気不安症による胃部症状．

2 胃もたれ

▶文献
1) 日本消化器学会(編)：機能性消化管疾患診療ガイドライン2021—機能性ディスペプシア(FD)改訂第2版, 南江堂, 2021.
2) Tominaga K, et al：Rikkunshito improves symptoms in PPI-refractory GERD patients：a prospective, randomized, multicenter trial in Japan. J Gastroenterol, 47：284-292, 2012.
3) 日本東洋医学会 辞書編纂委員会(編)：日英対照 漢方用語辞書(基本用語), メディカルユーコン, 2020.

症例に処方した漢方薬

症例❶：平胃散
1週間ほどの服用で症状は軽快したため平胃散は中止した．その後は，胃部症状を自覚した際に同薬を服用し対処している．現在は常備薬として平胃散を使用し，薬が切れたら当院を受診している．

症例❷：茯苓飲合半夏厚朴湯
2週間の服用で嘔気や胃もたれは軽快し，少しずつ食欲が出てきた．服用1ヵ月後には体調がよくなり，味もわかるようになってきたとのこと．その後も経過良好とのことであり，現在も同薬を続服中である．

症例❸：六君子湯
2週間の服用で，毎日ではないが胃もたれを感じない日があった．その後も同薬を継続したところ，徐々に胃もたれやむかつきが改善し，食事が普通に摂れるようになり体重も増加してきた．その後も経過良好であり，現在も同薬を継続中である．

症例❹：四逆散
当院でも再度血液検査を実施し，胆石症や飲酒歴もないことから慢性膵炎は否定的であると説明した．四逆散服用後1ヵ月ほどで胃もたれや心窩部痛はほぼ消失し，約3ヵ月の内服後，廃薬とした．

3 ▶ 食欲不振

✓ 食欲不振に対する漢方治療のポイント

① 食欲不振の治療に際しては，まず脾の機能回復を考慮し人参剤を選択する.
② 人参剤を選択する際，陽証には補中益気湯を，陰証には六君子湯，人参養栄湯を用いて治療する.
③ 気血水の鑑別では，気虚には補中益気湯，六君子湯が，気血両虚には人参養栄湯が，気滞には香蘇散が適応となる.
④ ストレスが要因となる食欲不振には，肝の機能失調状態と捉え，柴胡を含む補中益気湯や，香附子を含む香蘇散の選択を考慮する.

◎ 症例

- 31歳，女性．接客業．身長164 cm，体重39 kg.
- 主訴は，食欲がない，食べるとすぐ満腹になる.
- 高校生の頃から胃が弱く，近医内科でしばしばファモチジンが処方されていた．28歳時に妊娠し，悪阻がひどく食事があまり摂れなくなった．出産後も食欲不振が続き，胃内視鏡検査を受けたが異常所見がなく，機能性ディスペプシアと診断された．アコチアミドが処方されたが，気持ちが悪くなるため服用できず中止となった．その後も食欲不振は改善せず，3年間で約5 kgの体重減少を認めた．月経周期が不定となり，食欲不振も持続するため，漢方治療を希望し当院を受診となった.
- 疲れやすい，翌朝疲れが残る，何となく気分がすぐれない，気力がない，食欲がない，寒がりである，手足が冷える，口舌がよく荒れ口内炎ができる，胃もたれする，胸やけしやすい，みぞおちの重苦しい感じがある，目が回ることがある.
- 脈はやや沈で，脈力はやや弱．舌は正常紅で，腫大あり，湿潤した白黄苔を被る．腹力は軟弱で，心窩部の圧痛，両側軽度腹直筋緊張があり，上腹部を叩くとポチャポチャと音がする.

食欲不振に対する漢方薬の選び方について考えてみましょう．今回食欲不振の治療薬として，補中益気湯，香蘇散，六君子湯，人参養栄湯という4つの漢方薬について解説します.

五臓において消化吸収を司る臓を「脾」といい，食欲不振は脾の機能低下によって引き起

こされる症候と考えます．脾の機能低下を回復させる代表的生薬は人参であり，人参を含む処方群を人参剤と総称します．今回提示した処方のなかで人参剤に分類されるのは，補中益気湯，六君子湯，人参養栄湯の3処方です．これらは，消化吸収機能を回復させることにより，食欲不振を改善させます．脾は後天の気を生成する臓であり，水穀の気（＝食物摂取で生成されるエネルギー）を産生する働きがあります．脾の機能が低下した病態を脾虚といい，脾虚により気の生成が低下し気虚の病態となります．食欲不振に対する治療を考慮する際に，漢方医学においては症状のみに焦点をあてるのではなく，その背後にある病態を把握して処方選択を行います．

表Ⅱ-3-1に4処方の構成生薬とその薬能を示します．4処方すべてに陳皮という生薬が含まれます．陳皮は理気の作用を有する代表的生薬です．近年の研究では，陳皮含有フラボノイドが，食欲増進ホルモンであるグレリンの分泌を促進するとの報告[1]があり，食欲不振に対する漢方薬の作用機序が示されています．

六君子湯は気虚の代表薬である四君子湯（蒼朮，茯苓，人参，甘草，生姜，大棗）に，陳皮と半夏が追加された漢方薬です．陳皮，半夏は心下に停滞した水（＝痰飲）を巡らす作用のほかに，理気（＝気を巡らす）の作用があります．六君子湯は胃もたれや胃部不快感，食欲不振などを改善するほかに，気滞が併存する場合にも用いることがあります．また，舌所見では舌の腫大や白〜白黄色の舌苔を認め，腹診における胃部振水音（＝上腹部を叩くとポチャポチャと音がする）は本方を使用する際の指針となります．脾虚を背景とし気虚を呈した食欲不振に対しては，六君子湯が第一選択薬となります．何らかの原因で身体の衰弱が進行すると，身体のエネルギー（＝気）だけではなく，身体の栄養分（＝血）までもが不足した病態となります．このような病態を気血両虚といい，気を補う治療に加え，血の補充が必要となります．血を補う漢方薬は補血剤といい，その代表薬は四物湯です．四物湯の構成生薬は当帰，芍薬，川芎，地黄であり，血の不足を補うばかりでなく，障害を受けた局所組織の栄養や潤いを回復させる作用があります．人参養栄湯には四君子湯の構成生薬と四物湯の構成生薬（川芎を除く）が含まれるため，気血が不足した病態に適応となります．人参養栄湯には五味子，陳皮，遠志といった呼吸器症状に適応となる生薬が含まれているため，横隔膜より上部に現れる症候にしばしば用いられます．さらには陳皮・遠志といった安神作用のある生薬を含むため，精神不安や健忘などの症状にも適応となる場

表Ⅱ-3-1　4処方の構成生薬と薬能　　　　　　　　　　　　　　　　　　　　　　　　　　　　（g）

生薬	人参	蒼朮	茯苓	甘草	生姜	大棗	黄耆	当帰	芍薬	地黄	桂皮	柴胡	升麻	陳皮	香附子	蘇葉	半夏	五味子	遠志
薬能	補脾・補気						補気	補血			補陽	清熱		理気			化痰	滋陰	安神
補中益気湯	4.0	4.0		1.5	0.5	2.0	4.0	3.0				2.0	1.0	2.0					
香蘇散				1.5	1.0									2.0	4.0	2.0			
六君子湯	4.0	4.0	4.0	1.0	0.5	2.0								2.0			4.0		
人参養栄湯	3.0	4.0 白朮	4.0	1.0			1.5	4.0	2.0	4.0	2.5			2.0				1.0	2.0

四君子湯の構成生薬

49

II 症候から考える処方プロセス

表II-3-2　4処方の漢方医学的特徴

漢方薬	陰　陽	虚　実	気血水	五　臓	適応となるタイプ
補中益気湯	陽	虚	気虚	脾・肝	精神・身体活動が全般的に低下
香蘇散	陽(陰陽錯雑)	虚	気滞＞気虚	肝＞脾	身体症状を漠然と訴える
六君子湯	陰	虚	気虚＞気滞・水毒	脾	消化吸収活動が全般的に低下
人参養栄湯	陰	虚	気血両虚・気滞	脾・心	倦怠感のほか精神不安・呼吸器症状を伴う

合があります.

　食欲不振は精神的な要因によっても起こってくる症候であり,漢方医学的には気滞の病態が主たる原因となる場合もあります.香蘇散は香附子や蘇葉といった気滞を改善する生薬を含むため,腹部膨満や抑うつなどが要因となる食欲不振に適応となります.補中益気湯には柴胡という肝の昂ぶりを抑える生薬が含まれるため,交感神経の緊張を緩める作用があります.五臓論における相生・相克の関係によれば,肝の機能が亢進すれば,相克の関係にある脾を傷めることになります.補中益気湯には四君子湯(茯苓を除く)が含まれ脾虚を改善する作用があり,さらには疎肝(＝肝の気を通す)の効果も合わせ,脾の機能回復に大きく寄与します.補中益気湯は,疲労感や倦怠感を伴う食欲不振には第一選択薬となります.

　表II-3-2に今回の4処方の漢方医学的特徴を示します.

　今回提示した「補中益気湯」,「香蘇散」,「六君子湯」,「人参養栄湯」の特徴を,6つの病態のレーダーチャートで示し解説します.レーダーチャートの各頂点は後述の気血水理論の6つの病態に対応しています.頂点の外側にプロットされていればいるほど,その病態に対して効果を発揮することを意味します.

気虚:生命を維持するエネルギーである気が不足した病態で,元気がない,気力がないなどの精神活動の低下,全身倦怠感,風邪をひきやすい,内臓下垂,性欲の低下などの症状がみられます.

→ 脾の衰えによる食欲不振は気虚の病態を引き起こします.

気滞:気の流れが停滞した病態で,咽喉や胸部の閉塞感,腹部膨満感,気分がふさぐ,抑うつ傾向など,気が停滞した部位に閉塞感を訴えることがあります.

→ 精神的ストレスによる食欲不振は気滞を考慮し治療します.

気逆:身体中心から末梢へ,上半身から下半身へ巡るべき気が逆走した病態で,動悸,咳嗽,顔面紅潮,嘔吐,四肢の冷えなどが発作的に現れます.腹診において,臍の上部に大動脈の拍動を触れることがあります.

血虚:生体の栄養・代謝などの物質面を支える血の量に不足を生じた病態で,貧血症状,顔色不良,皮膚の乾燥,こむら返り,爪の異常,知覚異常,睡眠障害などがみられます.

→ 食欲不振による栄養不良状態は血虚の病態を引き起こします.

50

瘀血：血の巡りが停滞した病態で，主として微小循環障害や，血液レオロジー異常を生じます．顔面の色素沈着，眼輪部のくま，粘膜の暗赤紫化，月経異常などの症候を認めます．腹診において，特徴的な圧痛点を認め，診断の助けとなります．

水毒：生体の栄養・代謝などの物質的側面を支える水に異常をきたした病態で，浮腫やめまい，水様下痢などの症状を呈します．天候の悪化で体調を崩したり，車酔いしやすかったりなどの徴候を認めます．舌の腫大や歯痕は水毒を示唆する重要な所見です．腹診において，上腹部を叩くとポチャポチャと音がすることがあります（振水音）．

→ 消化管運動の低下による心下の水の停滞は水毒を考慮し治療します．

※水の循環が滞った病態を水滞といい，水に由来する異常全般を水毒と表現します．

「食欲不振」四大処方を学ぼう！

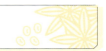

処方薬解説❶　補中益気湯

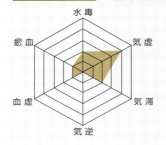

気虚を改善する代表的漢方薬です．消化機能が衰え，四肢倦怠感の著しい虚弱体質の人に適応となります．微熱や倦怠感が持続し，気虚の症状が著しく，脾の衰えを背景とした，食欲不振，脱力，筋の萎縮，内臓下垂などに用いられます．広義の柴胡剤に分類され，清熱作用とともに自律神経を整える働きがあります．精神・身体活動が全般的に低下した食欲不振には第一選択となります．

処方薬解説❷　香蘇散

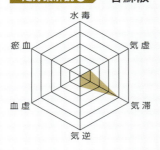

胃腸が弱く体力の低下した人で，不安，不眠，頭痛，抑うつ気分などの精神神経症状や，食欲不振などの胃腸症状を伴う場合に用いられます．胃腸虚弱で気滞を伴った食欲不振には第一選択薬となります．なんとなく元気がない，なんとなく食欲がないなどと，身体症状を漠然と表現する場合に適応となります．甘くて飲みやすいため，漢方薬が苦くて飲めないという方に，漢方薬に慣れてもらうことを目的として，まずは香蘇散から飲んでもらうことがあります．

処方薬解説❸ 六君子湯

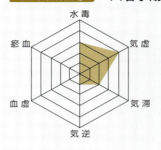

比較的体力の低下した人が胃腸機能低下のため，食欲不振，胃もたれ，胃部不快感などを訴える場合に用います．脾の機能低下により気の生成が低下した気虚の病態や，さらに心下の水の滞り（痰飲）を伴う場合に適応となります．腹診にて胃部振水音を認めることがあります．さらに，近年の報告では，食欲増進ホルモンであるグレリン濃度を上昇させるとの研究結果[2]があり，現代医学において食欲不振の代表的治療薬となっています．

処方薬解説❹ 人参養栄湯

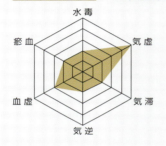

気血両虚の病態に用いる漢方薬です．脾の衰えを主体として気虚と血虚が著しい病態に適応となります．気血両虚に加えて，安神作用や止咳作用を合わせもつことが特徴です．人参養栄湯はグレリン応答性および非応答性に，摂食亢進に働くNPYニューロンを活性化することが報告[3]されています．グレリン抵抗性の食欲不振に対しても効果を発揮する可能性が示唆されています．

「食欲不振」四大処方の使い分け

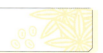

今回解説した4処方に対する，食欲不振を訴える人の分布を図Ⅱ-3-1に示します．横軸には陰陽の病態を，縦軸には食欲不振を訴える人の割合をとっています．陽とは熱性，活動性，発揚性の状態を意味します．一方，陰とは，寒性，非活動性，沈滞性の状態を意味します．今回の4処方においては，補中益気湯，香蘇散は陽の病態に，六君子湯，人参養栄湯は陰の病態にそれぞれ適応になります．ただし，香蘇散は太陽病期から太陰病期への移行期に適応となるため，陰陽どちらの病態にも用いることができます．抗病力の有無をみる虚実の視点からは，食欲不振は消化吸収が低下した病態であり，今回の4処方はすべて虚の病態に用いる漢方薬です．

先ほどの症例を考察してみましょう．まず陰陽については，寒がりである，手足が冷えることから陰証と判断します．虚実は，脈力はやや弱く，腹力も軟弱であることから虚証と考えます．気血水では，疲れやすい，翌朝疲れが残る，気力がない，食欲がないことからは気虚の病態と判断できます．何となく気分がすぐれない，みぞおちの重苦しい感じは気滞が示唆されます．めまい，舌の腫大，胃部振水音は水毒と捉えることができます．五臓論

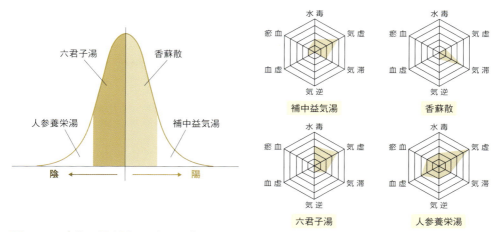

図Ⅱ-3-1　食欲不振を訴える人の分布

においては，口舌がよく荒れ口内炎ができる，胃もたれする，胸やけしやすい，白黄苔を伴う舌などは脾虚の病態と考えます．腹診上の心下痞鞕（＝心窩部の圧痛）は，人参剤の適応を考慮します．今回の4処方において，陰証で虚証であることから，補中益気湯と香蘇散が除外され，六君子湯と人参養栄湯の鑑別となります．気血水において血の徴候はなく，脾虚をメインとした病態であり，六君子湯証と判断し処方しました．同薬を2週間服用したところ，以前より食事が少しとれるようになりました．さらに1ヵ月の服用で，空腹感が増し食事の摂取量も増えてきました．その後，食べすぎると胃もたれを自覚することはありますが，食欲がでてきて体重も増えてきました．それに伴い月経も定期的に発来するようになり，一進一退ではあるものの経過良好のため，現在も同薬を続服中です．

―― より理解を深めるためのワンポイント ――

肝脾不和

　肝脾不和とは，五臓における肝と脾の機能が協調できない状態をいいます．肝・心・脾・肺・腎それぞれの臓が互いに影響を及ぼし合い，身体機能を維持しているというのが五臓の考え方です．ストレスなどが原因で肝の機能が過剰となりすぎると，相克関係（＝抑制的に働く関係）にある脾の機能を障害することになります．脾は消化吸収を司る臓であり，脾の機能が失調状態となると，消化機能の低下につながり，胃部不快や胃もたれ，食欲不振などの消化器症状を引き起こすことになります．ストレスがかかると胃の具合が悪くなる場合がありますが，それはまさに「肝脾不和」の状態といえます．治療としては，脾の機能を回復することはもとより，肝気の昂ぶりを抑えることも必要となります．

「食欲不振」の処方を復習しよう！

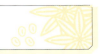

症例❶

- 59歳，女性．事務職．身長159 cm，体重52 kg．
- 主訴は，倦怠感，食欲不振，微熱．
- 子どもの頃からお腹が弱かった．2～3年前からお腹の調子が悪く，近医内科で不定期に治療を受けていた．4ヵ月前に強い腹痛があり総合病院へ入院となった．急性胆嚢炎の診断で，緊急手術で胆嚢摘出術が施行された．術後から，倦怠感，食欲不振，歩行がおぼつかないなどの症状を自覚するようになった．1ヵ月前に感冒様症状があり，その後から微熱が続くようになり，新型コロナウイルスのPCR検査を実施したが陰性との結果であった．症状が持続することが心配となり，漢方治療を希望し当院を受診となった．疲れやすい，翌朝疲れが残る，気力がない，食欲がない，食後すぐ眠くなる，寒がりである，夕方になると熱っぽくなる，首から上に汗をかく，口舌がよく荒れ口内炎ができる，目が疲れる．
- 脈はやや沈，脈力はやや弱．舌は正常紅で，軽度腫大あり，乾燥した微白苔を被る．腹力はやや軟弱で，両側軽度胸脇苦満があり，両臍傍圧痛を認めた．

▶着眼ポイント 手術後の全身倦怠感と食欲不振があり微熱が持続．

症例❷

- 74歳，男性．無職．身長169 cm，体重61 kg．
- 主訴は，頭重感，めまい，食欲不振，気分の落ち込み．
- 2年前から家族内のことで悩みごとがあり食欲がなくなった．そのため体重が10 kgほど落ちた．長年自営をしていた会社をたたむ作業をしていた矢先に，突発性難聴を発症し総合病院に入院となった．治療で9割がた聴力は戻るが，そんな折に妻が交通事故を起こし運転ができなくなった．その頃から頭重感，めまい，食欲不振，気分の落ち込みなどを自覚するようになり，漢方治療を希望し当院を受診となった．何となく気分がすぐれない，気力がない，何となく気が落ち着かない，集中力がない，食欲がない，物の味がわからない，朝早く目が覚めてしまう，ぬるい風呂が好き，頭に何かかぶせられたような重たさがある，時にふらつくようなめまいがある．
- 脈はやや浮，脈力は中間．舌は正常紅で，軽度腫大・歯痕あり，乾湿中等度の白苔を被る．腹力はやや軟弱で，両側腹直筋の軽度緊張，小腹不仁を認めた．

▶着眼ポイント 気滞をベースとした食欲不振．

54

3 食欲不振

━ 症例❸

- 35歳，女性．会社員．身長159 cm，体重45 kg．
- 主訴は，胃もたれ，食欲不振，倦怠感．
- 5年前に結婚し，4年前に男児を出産．出産後はとくに大きな問題もなく過ごした．その後，10ヵ月前に第2子（男児）を出産．第2子妊娠中からお腹にガスがたまりやすく，胃もたれや食欲不振を自覚した．出産してからは寝不足が続き，疲れがたまることが多くなった．食欲不振や倦怠感が持続するため，漢方治療を希望し当院を受診となる．疲れやすい，翌朝疲れが残る，気力がない，風邪をひきやすい，食欲がない，甘い物が欲しい，寒がりである，手足が冷える，胸やけしやすい，胃もたれする，ガスがよく出る，月経周期は順調．
- 脈はやや沈で，脈力はやや弱．舌は正常紅で，腫大あり，湿潤した白苔を被る．腹力は軟弱で，心窩部の圧痛，両側軽度腹直筋緊張があり，上腹部を叩くとポチャポチャと音がする．

着眼ポイント 脾の機能低下により気虚をベースとして水滞を伴った食欲不振．

━ 症例❹

- 16歳，男性．高校1年生．身長181 cm，体重58 kg．
- 主訴は，倦怠感，味覚・嗅覚が鈍い，食欲不振．
- 3週間前に新型コロナウイルス感染症に罹患．38℃の発熱が1日だけあったが，その後はすみやかに解熱し軽症で経過した．ところが，その後に倦怠感が出現し，2週間前から味覚・嗅覚障害を自覚した．10日ほど前から近医で補中益気湯が処方され服用したが症状は軽快せず，食欲不振も伴ったため，当院での診療を希望され受診となった．疲れやすい，翌朝疲れが残る，気力がない，ささいなことが気になる，集中力がない，食欲がない，物の味がわからない，寝つきが悪い，寒がりである，口唇が荒れる，目が疲れる，においがわからない，何となくため息をつきたくなる，皮膚がカサカサする．
- 脈はやや沈で，脈力はやや弱．舌は正常紅で，湿潤した微白苔を被り，一部剥離している．腹力はやや軟弱で，心窩部に圧痛あり，両側腹直筋の緊張を認めた．

着眼ポイント コロナ感染後に気血両虚を呈した食欲不振．

➤ 文献

1) Takeda H, et al：Rikkunshito, an herbal medicine, suppresses cisplatin-induced anorexia in rats via 5-HT2 receptor antagonism. Gastroenterology, 134：2004-2013, 2008.

2) Matsumura T, et al：The traditional Japanese medicine rikkunshito increases the plasma level of ghrelin in humans and mice. J Gastroenterol, 45：300-307, 2010.

3) Goswami C, et al：Ninjin-yoeito activates ghrelin-responsive and unresponsive NPY neurons in the arcuate nucleus and counteracts cisplatin-induced anorexia. Neuropeptides, 75：58-64, 2019.

Ⅱ　症候から考える処方プロセス

症例に処方した漢方薬

症例❶：補中益気湯

2週間の服用で微熱と倦怠感が軽減してきた．さらに2週間継続したところ，体調が少しずつ改善し，食欲も回復し普通に食事が摂れるようになった．その後も症状は順調に軽快し，倦怠感もほぼ消失したため，4ヵ月ほどの服用で廃薬とした．

症例❷：香蘇散

当初は桂枝加竜骨牡蛎湯を処方したものの無効であり，気滞病態と考え香蘇散に転方した．同薬を服用後から少しずつではあるが食事が摂れるようになり，気分の落ち込みも軽減してきた．その後，頭重感やめまいを自覚する頻度も少なくなり，経過良好のため，現在も同薬を続服中である．

症例❸：六君子湯

2週間の服用で，胃のもたれなどが軽快し食欲が出てきた．ところが薬が切れたら再び症状が悪化したとのことで来院．六君子湯を再開したところ，胃もたれやお腹の張りが改善し，食事をしっかり摂れるようになった．その後も同薬を継続することで倦怠感も改善し，経過良好のため現在も続服中である．

症例❹：人参養栄湯

2週間の服用で倦怠感は改善したものの，味覚・嗅覚障害は持続した．さらに1ヵ月の服用で，味がわかるようになったが，においはたまにわからないときがある．それでも食欲は少しずつ回復し，食事も摂れるようになった．さらに1ヵ月の内服を継続したところ，倦怠感は軽快し味覚・嗅覚は正常となった．食欲不振も改善し，普通に食事が摂れるようになったため廃薬とした．

4 ▶ 胃腸炎

✓ 胃腸炎に対する漢方治療のポイント

① 胃腸炎の治療に際しては，まず陰証・陽証の鑑別をして漢方薬を選択する．
② 陽証と判断した場合は半夏瀉心湯，胃苓湯を，陰証と判断した場合は桂枝人参湯，真武湯を用いて治療する．
③ 気血水の鑑別では，気虚には半夏瀉心湯，桂枝人参湯が，気滞には胃苓湯が，水毒には胃苓湯，真武湯がそれぞれ適応となる．
④ 治療薬選択に際しては，胃腸炎の症候以外にも目を向け，全体の証を捉えることも重要である．

◉ 症例

- 16歳，男性．高校2年生．身長168 cm，体重49 kg．
- 主訴は，嘔気，下痢．
- 1週間前に同居している弟が発熱し，嘔気，下痢を訴え医療機関を受診．新型コロナウイルス抗原検査が陰性であり，胃腸風邪と診断され内服薬による治療を受けた．弟が発病した2日後に，自身も40℃台の発熱とともに，嘔気，下痢を自覚した．ひどいときは水様性下痢を日に10回以上認めた．裏急後重を伴い，肛門部の灼熱感も自覚した．その後熱は37℃台となり，症状はやや軽快したものの，日に5〜6回の水様性下痢と嘔気は持続している．漢方治療がよいと思い当院を受診となった．
- 疲れやすい，風邪をひきやすい，嘔気がする，ゲップが多い，腹痛は軽度である．
- 脈はやや沈で，脈力はやや弱．舌は正常紅で，軽度腫大し，乾燥した白苔を被る．腹力はやや軟弱で，心窩部の圧痛および両側腹直筋軽度緊張を認めた．

　胃腸炎に対する漢方薬の選び方について考えてみましょう．今回胃腸炎の治療薬として，半夏瀉心湯，胃苓湯，桂枝人参湯，真武湯という4つの漢方薬について解説します．

　胃腸炎とは，胃，小腸，大腸の粘膜に炎症を生じる病気のことです．胃腸炎はその原因により感染性と非感染性に区分され，さらには病気の経過によって急性と慢性に分けられます．感染性胃腸炎は，ウイルスや細菌などの病原体や寄生虫に感染することにより引き起こされます．一方，非感染性胃腸炎とは，薬剤やストレスなどウイルスや細菌による感染以外の原因で生じます．急性胃腸炎は感染性胃腸炎であることが多く，下痢，発熱，腹痛，嘔気・嘔吐などの症状が現れます．また，慢性胃腸炎の場合は，感染性・非感染性を

問わず，長期的に腹痛や下痢，腹部の不快感，食欲不振などの症状がみられます．現代医学においては，胃腸炎の病因や経過により治療法を選択しますが，漢方医学においては，病因などに着目するのではなく，病者自身がどのような生体反応を現すかで治療薬の選択を行います．

　感染性胃腸炎における嘔吐や下痢などの症状は，体外へ病原となる菌やウイルスを排出するための生体防御反応であり，鎮痙薬や止痢薬を用いるのに腸管内容物を停滞させることとなり，毒素の吸収を助長する可能性があるため，使用しないのが原則です．細菌が原因となる胃腸炎においても自然経過で治癒することが多く，抗菌薬の乱用を防止する観点から，抗菌薬を使用することは一般的な治療法ではありません．一方，ウイルス性・細菌性ともに，胃腸炎の症状緩和に漢方薬を用いることは有用な治療手段と考えます．陰陽や気血水といった概念を用いて病態を把握し治療することで，炎症を鎮め消化機能を緩やかに改善する作用があります．病状が重篤な場合は補液が必要な場合もありますが，やみくもに症状を止めることをせず，養生しながら穏やかに体調を回復させ治癒に導いていきます．

　漢方医学にとって陰陽は大変重要な概念です．陰陽を見きわめることで，温める治療を行うか，冷ます治療を行うかの選択をします．表Ⅱ-4-1に胃腸炎の際の陽証・陰証を見分けるポイントを示します．感染性胃腸炎における主な症状は下痢であり，便臭が強い肛門の灼熱感を伴う下痢は陽の病態と考えます．また，裏急後重を伴う場合も陽証と判断します．一方，便臭の少ない不消化の下痢便や肛門の灼熱感を伴わない場合は陰証の下痢と判断します．陽証の下痢の代表薬は半夏瀉心湯であり，構成生薬に清熱薬である黄連や黄芩が含まれています．また，陰証の下痢の代表薬は人参湯や真武湯であり，構成生薬に乾姜や附子といった温熱薬が含まれています．ところが不思議なことに，陽証の治療薬であるはずの半夏瀉心湯には温熱薬の乾姜も含まれており，脾（＝消化吸収を司る臓）が寒に侵された病態にも適応となります．このように1つの方剤のなかに清熱薬と温熱薬が混在していることこそが漢方薬の特徴であり，半夏瀉心湯は陰陽の病態を絶妙なバランスで調整しているものと考えます．桂枝人参湯は人参湯に桂皮が加味された漢方薬です．急性期の感染性胃腸炎では表証（＝急性期の熱性疾患）を伴うことが多く，解表薬である桂皮を含む桂枝人参湯を選択する機会が多いものと考えます．胃苓湯に陽証の薬方である平胃散と五苓散の合方であり，胃苓湯自体も陽の病態に適応となります．

　次に，気血水の概念で胃腸炎を考えてみましょう．悪心・嘔吐や水様性下痢などは水毒を示唆する徴候であり，感染性胃腸炎は水毒の病態と捉えることができます．五苓散と真武湯はいずれも水毒を改善する漢方薬であり，五苓散は陽証に，真武湯は陰証にそれぞれ適応となります．平胃散は心下部の水毒を取り除くだけでなく，理気薬である厚朴，陳皮

表Ⅱ-4-1　胃腸炎の際の陽証・陰証を見分けるポイント

	病態	病状	舌所見	嘔吐や下痢の特徴
陽証	熱	炎症が強く，発熱あり	発赤が強く，乾燥した白～黄苔	嘔吐：吐物の臭気が強く，噴射様．粘稠で濃い 下痢：便臭が強く，肛門部灼熱感伴う．裏急後重あり
陰証	寒	炎症が弱く，冷えで増悪	淡白紅で，湿潤した白苔	嘔吐：吐物の臭気が弱く，水様で薄い 下痢：便臭が少なく，不消化便で肛門の灼熱感なし

表Ⅱ-4-2　4処方の構成生薬の分量と薬能　　　　　　　　　　　　　　　(g)

生薬	黄連	黄芩	半夏	人参	甘草	大棗	生姜	白朮	乾姜	蒼朮	茯苓	沢瀉	猪苓	厚朴	陳皮	桂皮	芍薬	附子
薬能	清熱		化痰	補脾・補気					温熱	利水				理気		解表・降気	補血・鎮痙	温熱
半夏瀉心湯	1.0	2.5	5.0	2.5	2.5	2.5			2.5									
胃苓湯					1.0	1.5	1.5	2.5		2.5	2.5	2.5	2.5	2.5	2.5	2.0		
桂枝人参湯				3.0	3.0				2.0	3.0						4.0		
真武湯							1.5			3.0	4.0						3.0	0.5

を含むため，胃部不快感や腹満にも対応します．胃苓湯は胃腸炎による消化機能低下を回復させ，嘔気・嘔吐，下痢，腹痛などの症状を改善する効果が期待できます．乾姜，人参は脾を温め，消化吸収機能を高める作用があります．半夏瀉心湯と桂枝人参湯に共通する生薬は，乾姜，人参，甘草であり，脾の機能を回復し気虚を改善する効果があります．五苓散は利水剤である四苓湯（蒼朮，茯苓，沢瀉，猪苓）に桂皮を，桂枝人参湯は補脾剤である人参湯（人参，乾姜，甘草，蒼朮）に桂皮を加味した漢方薬です．桂皮は気の上衝に対し用いられる生薬であり，五苓散，桂枝人参湯は下痢症状ばかりではなく，頭痛などにも応用されます．今回の4処方の構成生薬の薬能とその分量を表Ⅱ-4-2に示します．

　今回提示した「半夏瀉心湯」，「胃苓湯」，「桂枝人参湯」，「真武湯」の特徴を，6つの病態のレーダーチャートで示し解説します．レーダーチャートの各頂点は後述の気血水理論の6つの病態に対応しています．頂点の外側にプロットされていればいるほど，その病態に対して効果を発揮することを意味します．

気虚：生命を維持するエネルギーである気が不足した病態で，元気がない，気力がないなどの精神活動の低下，全身倦怠感，風邪をひきやすい，内臓下垂，性欲の低下などの症状がみられます．

→ 胃腸炎により脾の働きが衰えることで気虚を引き起こします．

気滞：気の流れが停滞した病態で，咽喉や胸部の閉塞感，腹部膨満感，気分がふさぐ，抑うつ傾向など，気が停滞した部位に閉塞感を訴えることがあります．

→ 胃腸炎により消化機能が低下すると，ゲップや腹満が生じ，気滞を引き起こします．

気逆：身体中心から末梢へ，上半身から下半身へ巡るべき気が逆走した病態で，動悸・咳嗽・顔面紅潮・嘔吐・四肢の冷えなどが発作的に現れます．腹診において，臍の上部に大動脈の拍動を触れることがあります．

→ 激しい嘔吐や胃酸の逆流は気逆の病態と考えます．

血虚：生体の栄養・代謝などの物質面を支える血の量に不足を生じた病態で，貧血症状，顔色不良，皮膚の乾燥，こむら返り，爪の異常，知覚異常，睡眠障害などがみられます．

> → 胃腸炎による栄養不良は血虚の病態を引き起こします．
>
> **瘀血**：血の巡りが停滞した病態で，主として微小循環障害や，血液レオロジー異常を生じます．顔面の色素沈着，眼輪部のくま，粘膜の暗赤紫化，月経異常などの症候を認めます．腹診において，特徴的な圧痛点を認め，診断の助けとなります．
>
> **水毒**：生体の栄養・代謝などの物質的側面を支える水に異常をきたした病態で，浮腫やめまい，水様下痢などの症状を呈します．天候の悪化で体調をくずしたり，車酔いしやすかったりなどの徴候を認めます．舌の腫大や歯痕は水毒を示唆する重要な所見です．腹診において，上腹部を叩くとポチャポチャと音がすることがあります（振水音）．
>
> → 嘔吐や水様性下痢は水毒を考慮し治療します．

「胃腸炎」四大処方を学ぼう！

処方薬解説❶　半夏瀉心湯

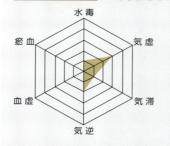

みぞおちがつかえ，ときに悪心，嘔吐があり，胸やけ，ゲップ，食欲不振を訴える場合に用います．腹が鳴って軟便または下痢傾向があることは本方の使用目標となります．腹診における心下痞鞕（＝心窩部の抵抗・圧痛）は，本方の特徴の1つです．感染性・非感染性にかかわらず，陽証の下痢に対しては第一選択と考えてよい漢方薬です．がん化学療法に伴う下痢に対し半夏瀉心湯が有効であったとの報告[1]があります．

処方薬解説❷　胃苓湯

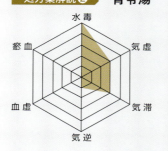

水様性の下痢，嘔吐があり，口渇，尿量減少を伴う場合に用います．平胃散と五苓散の合方ではあるものの，五苓散の構成生薬のなかの利水作用をもつ生薬の分量が少ないため，純粋に平胃散と五苓散の効果を併せもつ漢方薬とはいい切れません．消化不良に用いる平胃散に，利水剤の味つけをしたような方剤と捉え適応を考慮します．夏場の食あたりには第一選択となります．蒼朮と白朮の2種の朮を含むのも特徴のひとつです．

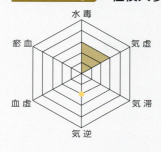

処方薬解説❸　桂枝人参湯

裏寒（＝消化管など身体深部の冷え）の代表的治療薬である人参湯に，解表薬（＝体表部に現れている症状を緩和する生薬）である桂皮が加味された方剤で，表と裏の邪をともに改善する作用があります．胃腸が弱い人の食欲不振，胃部停滞感，心窩部痛，下痢などの胃腸症状に，悪寒・発熱，頭痛，心悸亢進などを伴う場合に適応となります．感染性胃腸炎の急性期にも使用しますが，症状がこじれた慢性期にも有効です．

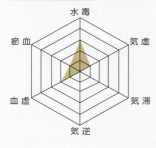

処方薬解説❹　真武湯

新陳代謝が低下した虚弱な人で，倦怠感や手足の冷え，めまい，下痢，腹痛などを訴える場合に用います．裏急後重は伴わず，陰証の下痢に対し使用されます．裏寒を温め消化機能を回復することにより下痢症状を改善させます．熱薬である附子を含みますが，一日量として0.5ｇと少ないため，必要に応じて附子末の追加をして作用を強化させることがあります．高齢者の胃腸風邪などには第一選択薬となります．冷え症をベースとした慢性期の胃腸炎にも応用されます．

「胃腸炎」四大処方の使い分け

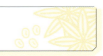

今回解説した4処方に対する，胃腸炎を発症した人の分布を図Ⅱ-4-1に示します．横軸には陰陽の病態を，縦軸には胃腸炎を発症した人の割合をとっています．陽とは熱性，活動性，発揚性の状態を意味します．一方，陰とは，寒性，非活動性，沈滞性の状態を意味します．今回の4処方においては，半夏瀉心湯，胃苓湯は陽の病態に，桂枝人参湯，真武湯は陰の病態にそれぞれ適応になります．抗病力の有無をみる虚実の視点からは，胃腸炎により消化機能の低下をきたすため，今回の4処方はすべて虚〜虚実間の病態に用いる漢方薬です．

先ほどの症例を考察してみましょう．まず陰陽については，全体的に熱症状がメインであり，裏急後重を伴い，肛門部の灼熱感を伴う下痢であること，舌診で乾燥した白苔を伴うことから陽証と判断します．虚実は，脈力はやや弱く，腹力もやや軟弱であることから虚証と考えます．

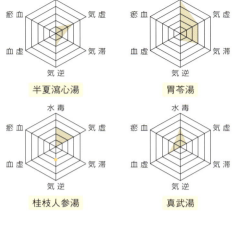
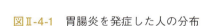

図II-4-1　胃腸炎を発症した人の分布

以上より，陽証で虚証と考えられるため，桂枝人参湯と真武湯が除外されます．気血水では，疲れやすい，風邪をひきやすいことからは気虚の病態が，嘔気やゲップが多いことからは気滞の病態が示唆されます．腹証で心下痞鞕を認めることは人参剤の適応と考えます．胃苓湯は水毒に対し適応となる漢方薬であり，人参も含まれていないため，半夏瀉心湯証と判断し処方しました．3日ほどの服用で嘔気，下痢は軽快し，5日間の服用で症状がほぼ消失したため廃薬としました．半夏瀉心湯の服用で，すみやかに症状が改善したものと考えました．

―― より理解を深めるためのワンポイント ――

白朮と蒼朮

　漢方生薬の朮には白朮と蒼朮の2種類があります．基原植物が異なるため，それぞれ別物として扱われます．ところが日本で流通している漢方エキス製剤においては，同じ方剤名であるにもかかわらずメーカーによって白朮が入っていたり蒼朮が入っていたりすることがあります．どちらが正しいということではなく，それぞれの薬能を理解したうえで，両者の使い分けをすることが重要です．白朮，蒼朮ともに，健脾作用と燥湿作用という共通の薬能をもっています．白朮は蒼朮より健脾作用が優れているとされ，食欲不振，胃もたれなどを改善する効果があります．一方，蒼朮は燥湿作用に優れているとされ，脾胃だけではなく手足の湿邪（関節の腫れや湿度上昇による痛み）によく用いられます．白朮と蒼朮を一緒に用いることもあり，その場合は健脾作用に燥湿作用をさらに高める目的で2種類の朮を併用します．日本漢方の祖ともいえる，江戸時代の吉益東洞の著書に，「朮の利水作用は蒼朮の方が白朮より優れるので，私は蒼朮を使う」との記載があるため，吉益東洞の流れを汲む日本漢方においては，白朮ではなく蒼朮を選択する傾向にあります．そのためメジャーな漢方エキスメーカーでは，漢方製剤の多くに蒼朮が採用されています．

4 胃腸炎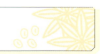

「胃腸炎」の処方を復習しよう！

症例 ❶

- 62歳，女性．自営業．身長157 cm，体重53 kg．
- 主訴は，下痢．
- 4日前に体熱感があり，咽頭痛，倦怠感，嘔気を自覚した．2日間寝込んだが，3日目には体熱感と咽頭痛は消失した．現在は下痢のみが残り，食事を摂ると下痢になる．その後も症状が持続するため，漢方治療を希望し当院を受診した．今回の発病前に友人と食事をした．その友人の孫が通う保育園でお腹の風邪が流行っており，孫を通じて友人にも感染した．今回の友人との会食後に友人が胃腸炎に罹患したことが判明した．体全体が重い，食欲がない，足が冷える，顔がのぼせる，ぬるい風呂が好き，頭重感がある，頭痛は天候悪化時に自覚する，目が回ることがある，胃液が口に上がることがある，腹の張ることがある，ガスがよく出る．
- 脈は浮沈中間，脈力はやや弱．舌は正常紅で，軽度腫大で歯痕あり，乾燥した微白苔を被る．腹力はやや軟弱で，両側臍傍圧痛を認め，上腹部を叩くとポチャポチャと音がする．

> **着眼ポイント** 陽証の下痢で気滞・水毒を伴う．

症例 ❷

- 75歳，男性．自営業．身長167 cm，体重63 kg．
- 主訴は，頭痛，下痢．
- 今朝から何となく頭頂部にズーンとした頭痛を自覚した．同時に下痢便を認め，昼排尿中に便失禁をした．朝から4回ほどの水様便を認めるため，漢方治療を希望し夕方に当院を受診となった．疲れやすい，寒がりである，手足が冷える，頭痛がある．
- 脈は沈で，脈力は弱．舌は正常紅で，軽度腫大があり，湿潤した白苔を被る．腹力は軟弱で，心窩部の圧痛があり，小腹不仁を認めた．

> **着眼ポイント** 陰証の下痢で頭痛を伴う．

症例 ❸

- 40歳，女性．会社員．身長155 cm，体重55 kg．
- 主訴は，下痢，冷え症．
- 小学生の頃からお腹が弱く，冷えると必ず下痢をする．秋〜春にかけて冷えの

ため，必ずカイロを必要とした．夏場はお腹をこわすことが多く，カイロでお腹を温めたり，整腸剤を服用したりで対応していた．一昨年からお腹をこわすことが多くなり，その都度かかりつけ医で内服薬が処方された．1週間前の夕食後に嘔吐し，下痢を数回認めたため，冷えおよび下痢に対する漢方治療を希望し，当院を受診となった．疲れやすい，体全体が重い，寒がりである，体全体に寒気がする，冬は電気毛布やカイロが必要，顔色が青白い，月経周期は順調．

- 脈は沈で，脈力は弱．舌は正常紅で，腫大あり，湿潤した白苔を被る．腹力は軟弱で，両側腹直筋軽度緊張があり，上腹部を叩くとポチャポチャと音がする．

着眼ポイント 冷え症をベースとした陰証の下痢で水毒を伴う．

症例❹

- 12歳，女児．中学1年生．身長147 cm，体重39 kg.
- 主訴は，下痢，微熱.
- 2日前から下痢が始まり，その後38℃台の発熱を認めた．近医小児科を受診したところ，ウイルス性胃腸炎と診断され整腸剤が処方された．熱は37℃前後に低下したが，下痢が持続するため，漢方治療を希望し当院を受診となった．暑がりである，ぬるい風呂が好き，月経はまだない，肛門の灼熱感があり，下痢は裏急後重を伴う．
- 脈は浮沈中間で，脈力はやや弱．舌は正常紅で，乾燥した微白苔を被る．腹力はやや軟弱で，心窩部に圧痛を認めた．

着眼ポイント 陽証の下痢で心下痞鞕を認める．

▶文献

1) Mori K, et al：Preventive effect of Kampo medicine（Hangeshashin-to）against irinotecan-induced diarrhea in advanced non-small cell lung cancer. Cancer Chemother Pharmacol, 51：403-406, 2003.
2) 寺田真紀子, 他：漢方薬による間質性肺炎と肝障害に関する薬剤疫学的検討. 医療薬, 28：425-434, 2002.

症例に処方した漢方薬

症例❶：胃苓湯
2～3日の服用で下痢症状は軽快し，さらに2日間の内服で症状は消失したため，胃苓湯は廃薬とした．

症例❷：桂枝人参湯
服用後から頭痛は軽減し，2～3日の内服で下痢も軽快した．もともと頭痛もちで，お腹を冷やすと下痢をするとのことであり同薬を継続とした．その後も経過良好のため，現在も同薬を続服中である．

症例❸：真武湯
1週間の服用で下痢は軽快した．その後も同薬を継続したところ，お腹をこわす頻度が

少なくなり，冷え症状も少しずつではあるが改善してきた．下痢症状もなく経過良好のため，現在も同薬を続服中である．

症例❹：半夏瀉心湯

服用後から下痢症状は軽くなり，1〜2日の服用で症状はほぼ改善した．体温も平熱となり，食欲も回復した．5日間の服用後，平常状態となったため廃薬とした．

5 ▶ 嘔 吐

✓ 嘔吐に対する漢方治療のポイント

①嘔吐は，五臓六腑における「胃」の機能失調状態と考え治療薬を選択する．
②胃の機能失調により生じた心下の痰飲は，半夏や陳皮を用いて治療する．
③心下の痰飲に対し，妊娠悪阻には小半夏加茯苓湯を，気滞を伴う嘔吐には二陳湯を選択する．
④嘔吐により体液量のアンバランスが生じた際は，五苓散を用いてその調整を行う．
⑤上部消化管の炎症を伴う嘔吐には半夏瀉心湯を用いる．

◉ 症例

- 56歳，女性．事務職．身長158 cm，体重51 kg．
- 主訴は，嘔気・嘔吐，食欲不振．
- 昨日朝から頭痛，嘔気あり．朝食は摂れたが15時くらいから数回嘔吐した．その後も嘔気が持続するため，夜間急患センターを受診した．受診時の体温は37.2℃．ウイルス性胃腸炎との診断で，点滴を受け，プリンペラン®，カロナール®，ムコスタ®を処方され帰宅．今朝は頭痛，発熱はなく，水分摂取は可能だが，食欲はなくムカムカして食事が摂れない．嘔気・嘔吐に対する漢方治療を希望し当院を受診となった．
- 疲れやすい，ささいなことが気になる，手足が冷える，食欲がない，嘔気がある，胸につかえ感がある，みぞおちがムカムカする，腹痛なし，下痢なし，天候悪化時に頭痛を自覚する．
- 脈はやや沈で，脈力はやや弱．舌は正常紅で，軽度の腫大・歯痕があり，湿潤した白苔を被る．腹力は軟弱で，右胸脇部に軽度の抵抗・圧痛があり，両側臍傍圧痛および胃部振水音を認めた．

　嘔吐に対する漢方薬の選び方について考えてみましょう．今回嘔吐の治療薬として，半夏瀉心湯，五苓散，小半夏加茯苓湯，二陳湯という4つの漢方薬について解説します．

　嘔吐に対する漢方治療を考える際には，五臓六腑における「胃」の働きに対する理解が必要となります．六腑とは「胆・小腸・胃・大腸・膀胱・三焦」を指し，食べたものを受け入れ，消化・吸収をし，残った不要なカスを排泄する働きがあります．五臓（肝・心・脾・肺・腎）は気血水を生成し，貯蔵する役割があるのに対し，六腑は気血水を蓄える働きはなく，食べものが通り抜ける流通路と理解されます．五臓と六腑は単独ではなく，お

互いに助け合いながら機能しています．たとえば，胃の機能が正常であれば，脾の機能が安定するという考え方です．表Ⅱ-5-1に示すように，五臓と六腑は表裏関係にあり，五行説に基づきそれぞれの臓腑は各々関連づけられています．

　胃は飲食物を最初に受け入れ，食物をドロドロにしたあと小腸に運ぶ働きがあり，胃が機能失調状態になると，上腹部の張り，悪心，嘔吐，食欲不振などの症状が現れます．上部消化管機能が障害された病態を中医学的には胃気不和といい，半夏や陳皮といった生薬を用いて治療します．小半夏加茯苓湯は半夏・生姜・茯苓の三味から構成されている漢方薬です．半夏と生姜はとても相性のよい生薬であり，半夏を含む漢方薬の多くはショウガ（生姜あるいは乾姜）も配合されています．半夏は脾胃の気を巡らせ，胃の気を下げる作用によって悪心・嘔吐を緩和します．そこに生姜が加わることでさらにその作用が増強され，半夏のえぐ味を抑えることができます．茯苓は心下の水滞を取り除く作用があり，半夏・生姜・茯苓で構成されている小半夏加茯苓湯は，制吐薬の基本処方といえます．また，漢方薬は構成生薬が少ないほど切れ味よく効果が現れるため，小半夏加茯苓湯は嘔吐に対し即効性が期待できる方剤と考えます．二陳湯は小半夏加茯苓湯に陳皮と甘草を加えた漢方薬であり，心下の痰飲を取り除く作用と理気（＝気を巡らせる）作用が強化された処方構成になっています．表Ⅱ-5-2に今回の4処方およびその類方の構成生薬（分量）と薬能を示します．小半夏加茯苓湯に理気薬である厚朴・蘇葉を加えると，気滞の代表的治療薬である半夏厚朴湯となり，二陳湯に補気薬（＝気を補う生薬）である蒼朮・人参・大棗を加えると，気虚の代表的治療薬である六君子湯になります．上部消化管の炎症や充血（胃熱）を伴う場合は，清熱剤である黄連・黄芩を含んだ半夏瀉心湯を用いて治療します．半夏瀉心湯には胸やけやゲップなど，逆流性食道炎による症状を緩和する作用があります．プロト

表Ⅱ-5-1　五臓と六腑の関係

五　行	木	火	土	金	水	
五　臓 陰／裏	肝	心	脾	肺	腎	
六　腑 陽／表	胆	小　腸	胃	大　腸	膀　胱	三　焦

表Ⅱ-5-2　4処方およびその類方の構成生薬（分量）と薬能　　　　　　　　　（g）

生 薬	半 夏	陳 皮	厚 朴	蘇 葉	茯 苓	蒼 朮	沢 瀉	猪 苓	生 姜	甘 草	人 参	大 棗	黄 連	黄 芩	乾 姜	桂 皮
薬　能	化 痰	理　気			利　　水				補気・補脾				清　熱		温 熱	解表 降気
小半夏加 茯苓湯	6.0				5.0				1.5							
二陳湯	5.0	4.0			5.0				1.0	1.0						
半夏厚朴湯	6.0		3.0	2.0	5.0				1.0							
六君子湯	4.0	2.0			4.0	4.0			0.5	1.0	4.0	2.0				
半夏瀉心湯	5.0									2.5	2.5	2.5	1.0	2.5	2.5	
五苓散					3.0	3.0	4.0	3.0								1.5

Ⅱ　症候から考える処方プロセス

表Ⅱ-5-3　4処方の特徴

漢方薬	陰 陽	虚 実	気血水	特徴的な症候
半夏瀉心湯	陽	虚実間	気虚	胸やけ・ゲップ，悪心・嘔吐，下痢，口内炎，腹中雷鳴
五苓散	陽	虚実間	水毒	浮腫，口渇，悪心・嘔吐，下痢，頭痛，めまい，胃内停水
小半夏加茯苓湯	陰	虚	水毒（痰飲）	悪心・嘔吐，妊娠悪阻，胃部振水音
二陳湯	陰	虚	水毒（痰飲）・気滞	胃部不快感，悪心・嘔吐，動悸，めまい，胃部振水音

ンポンプ阻害薬抵抗性の胃食道逆流症に対し，半夏瀉心湯を追加することで症状緩和に有効であったとの報告[1]があります．五苓散は水毒の代表薬であり，胃機能低下や胃液貯留などによる水滞を取り除くことで嘔吐を改善します．さらに，嘔吐による体液喪失に対し，腸管からの水の吸収を高めることで，体内の津液を保持する作月も期待できます．**表Ⅱ-5-3**に今回の4処方の特徴をまとめました．

今回提示した「半夏瀉心湯」，「五苓散」，「小半夏加茯苓湯」，「二陳湯」の特徴を，6つの病態のレーダーチャートで示し解説します．レーダーチャートの各頂点は後述の気血水理論の6つの病態に対応しています．頂点の外側にプロットされていればいるほど，その病態に対して効果を発揮することを意味します．

気虚：生命を維持するエネルギーである気が不足した病態で，元気がない，気力がないなどの精神活動の低下，全身倦怠感，風邪をひきやすい，内臓下垂，性欲の低下などの症状がみられます．

→ **気虚により消化管機能が低下することで心下に痰飲を生じ嘔吐の原因となります．**

気滞：気の流れが停滞した病態で，咽喉や胸部の閉塞感，腹部膨満感，気分がふさぐ，抑うつ傾向など，気が停滞した部位に閉塞感を訴えることがあります．

→ **胃気の停滞により心下に痰飲を生じ嘔吐の原因となります．**

気逆：身体中心から末梢へ，上半身から下半身へ巡るべき気が逆走した病態で，動悸，咳嗽，顔面紅潮，嘔吐，四肢の冷えなどが発作的に現れます．腹診において，臍の上部に大動脈の拍動を触れることがあります．

→ **激しい嘔吐や胃酸の逆流は気逆の病態と考えます．**

血虚：生体の栄養・代謝などの物質面を支える血の量に不足を生じた病態で，貧血症状，顔色不良，皮膚の乾燥，こむら返り，爪の異常，知覚異常，睡眠障害などがみられます．

瘀血：血の巡りが停滞した病態で，主として微小循環障害や，血液レオロジー異常を生じます．顔面の色素沈着，眼輪部のくま，粘膜の暗赤紫化，月経異常などの症候を認めます．腹診において，特徴的な圧痛点を認め，診断の助けとなります．

水毒：生体の栄養・代謝などの物質的側面を支える水に異常をきたした病態で，浮腫

68

やめまい，水様下痢などの症状を呈します．天候の悪化で体調をくずしたり，車酔いしやすかったりなどの徴候を認めます．舌の腫大や歯痕は水毒を示唆する重要な所見です．腹診において，上腹部を叩くとポチャポチャと音がすることがあります（振水音）．

→ 胃内停水や悪心・嘔吐に対しては心下の水滞を考慮し治療薬の選択をします．

「嘔吐」四大処方を学ぼう！

処方薬解説❶　半夏瀉心湯

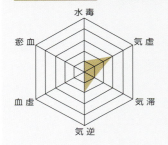

みぞおちがつかえ，ときに悪心，嘔吐があり，胸やけ，ゲップ，食欲不振を訴える場合に用います．腹が鳴って軟便または下痢傾向があることは本方の使用目標となります．腹診における心下痞鞕（＝心窩部の抵抗・圧痛）は，本方が適応となる特徴のひとつです．感染性胃腸炎において，急性期を過ぎてもなお，悪心，嘔吐，下痢が持続している場合には，第一選択と考えてよい漢方薬です．ひどい嘔吐を伴う場合には二陳湯を併用して用いることもあります．ストレスに伴う胃腸炎に対しても本方剤はよい適応となります．

処方薬解説❷　五苓散

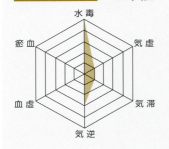

水毒に用いる代表薬で，体液量のバランスを調整する働きがあります．すなわち，暑気あたりや下痢などによる体液不足の病態にも，胃内停水，浮腫などによる体液過多の病態にも用いることができます．嘔吐，下痢などで脱水となった場合には，嘔吐，下痢症状を緩和し，消化管からの水分の吸収を助けます．口渇があり，嘔気・嘔吐を伴う陽証のめまい，頭痛に対しては第一選択薬となります．また，婦人科で腹腔鏡手術を受ける予定の方に，手術前日，五苓散を服用させることにより，術後嘔吐の頻度や発生率が有意に低かったとの報告[2]があります．

処方薬解説❸ 小半夏加茯苓湯

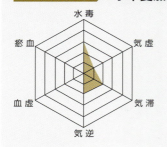

　妊娠悪阻（つわり）に用いることで知られている漢方薬です．嘔気が強い場合は，漢方薬のにおいがきつくて飲めない場合があります．そのようなときは，本方を冷服してもらうこともあります．エキス製剤をお湯に溶いた後，冷やして少量ずつ服用するように服薬指導をします．あるいはショウガのしぼり汁に混ぜて服用してもらう場合もあります．効果のあるなしがはっきりわかる方剤であり，効果がある方は服用後すぐに嘔気が改善します．数回服用しても症状が改善しない場合は，本方の適応ではないと早めに判断することも重要です．

処方薬解説❹ 二陳湯

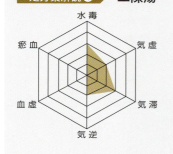

　脾の機能低下により心下に水滞が生じ，胃部不快感や重圧感，悪心，嘔吐，めまい，動悸などの症状が生じた場合に用いられます．腹診上，胃部振水音を認めることは，本方剤を使用する際の目標となります．本方は単独でも用いられますが，胃部症状を除く目的でほかの漢方薬と併用する場合もあります．六君子湯や抑肝散加陳皮半夏などは，胃の負担を軽減する目的で二陳湯の方意を含んだ処方構成になっています．

「嘔吐」四大処方の使い分け

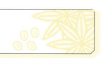

　今回解説した4処方に対する，嘔吐を訴える人の分布を図Ⅱ-5-1に示します．横軸には陰陽の病態を，縦軸には嘔吐を訴える人の割合をとっています．陽とは熱性，活動性，発揚性の状態を意味します．一方，陰とは，寒性，非活動性，沈滞性の状態を意味します．今回の4処方においては，半夏瀉心湯，五苓散は陽の病態に，小半夏加茯苓湯，二陳湯は陰の病態にそれぞれ適応になります．抗病力の有無をみる虚実の視点からは，嘔吐を訴える人は全般的に消化機能の低下をきたしていることが多く，今回の4処方はすべて虚～虚実間の病態に分類されます．

　先ほどの症例を考察してみましょう．まず陰陽については，発熱はなく手足が冷えることから陰証と判断します．ただし，それほどの冷えではないため，陽証に用いる漢方薬の適応も鑑別にはあがります．虚実は，脈力はやや弱く，腹力もやや軟弱であることから虚証と考

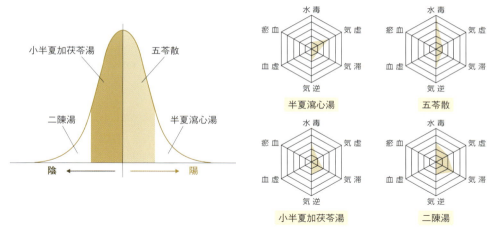

図Ⅱ-5-1　嘔吐を訴える人の分布

えます．気血水では，疲れやすい，食欲がないなどからは気虚を，ささいなことが気になる，胸のつかえ感，心下部のムカムカからは気滞を考えます．天候悪化時に頭痛を自覚することはベースに水毒の存在を示唆します．腹証からは，瘀血と水毒を考えます．以上，陰の病態と捉えると小半夏加茯苓湯，二陳湯が，水毒の観点からは五苓散，小半夏加茯苓湯，二陳湯が，気滞からは二陳湯が鑑別にあがります．陰証で虚証，気虚，気滞，水毒の病態であり二陳湯証と判断しました．温かくて消化のよいものを少量ずつ食べるよう説明し，二陳湯を5日分処方しました．同薬を服用後から胸のつかえ感や胃のムカムカは軽快し，嘔気・嘔吐も消失しました．その後も経過良好であり，二陳湯は5日間の服用で廃薬としました．

―― より理解を深めるためのワンポイント ――

理気薬

　理気とは，広義には「気滞・気逆・気虚に対する治療法で，気の異常を正常にする方法」と定義されます[3]．気の異常の治法をさらに詳細に分類すると，気の不足(＝気虚)を補うことを補気，気の上逆(＝気逆)を治療する方法を降気，気の循環に異常をきたしてうっ滞したもの(＝気滞)を治すことを行気とそれぞれ表現します．狭義に理気と表現した場合は気を巡らせる治法をいい，陳皮，半夏，厚朴，香附子，紫蘇葉，柴胡，枳実などが代表的治療薬にあげられます．陳皮，半夏は理気剤であると同時に，利水作用もあり，胸部～心下部の痰飲(＝何らかの代謝異常によって水が停滞し溜まっている状態)を取り除く作用を有しています．二陳湯は小半夏加茯苓湯に陳皮が追加されており，痰飲を取り除く効果が強化され，理気作用が加わることになります．四君子湯や抑肝散に陳皮・半夏を追加すると，それぞれ六君子湯，抑肝散加陳皮半夏になります．これらの方剤においても，陳皮と半夏が加わることで，痰飲を取り除き，さらに気滞を改善する作用が強化された処方構成となります．

II 症候から考える処方プロセス

「嘔吐」の処方を復習しよう！

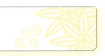

症例 ❶

- 74歳，女性．パート勤務．身長154 cm，体重45 kg．
- 主訴は，嘔吐．
- 2〜3日前から酸っぱい物が上がってきて食欲がなかった．今朝お粥を2口食べて出かけたが，昼過ぎに嘔吐した．夕方にも再度嘔吐し，吐物に血が混じっていたとのことで当院を受診．即日総合病院へ紹介したところ入院となった．胃内視鏡検査が施行され，逆流性食道炎による症状と診断された．タケキャブ®10 mgの処方を受け，入院翌日に退院となった．退院後昼にオムライスを食べたところ，夕方に3回嘔吐があったため心配となり，再度当院を受診となった．疲れやすい，風邪をひきやすい，嘔気・嘔吐がある，胸やけがする，食欲がない，発熱なし，腹痛なし，便通は普通便．
- 脈はやや沈で，脈力はやや弱．舌は正常紅で，軽度腫大し，乾湿中等度の白苔を被る．腹力はやや軟弱で，心窩部の圧痛および胃部振水音を認めた．

> **着眼ポイント** 逆流性食道炎がベースで消化不良を伴う嘔吐．

症例 ❷

- 31歳，女性．会社員．身長164 cm，体重49 kg．
- 主訴は，嘔気・嘔吐，下痢．
- 4日前に38℃台の発熱と，嘔吐，下痢を自覚した．正月休みであったため医療機関を受診できず，内服薬などは使用せず経過をみた．体温は翌日に平熱となったが，嘔気，下痢が持続するため，発病から3病日目に近医内科を受診した．急性胃腸炎との診断でナウゼリン®，チアトン®，ビオフェルミン®が処方された．同薬の内服にても症状が持続するとのことで，第5病日に漢方治療を希望し当院を受診となった．疲れやすい，風邪をひきやすい，子育てのストレスがある，食欲がない，顔がほてる，冷たい水を欲する，嘔気がある，胃液が口に上る，腹がゴロゴロ鳴る，下痢をする，腹痛なし．
- 脈は沈で，脈力はやや弱．舌は正常紅で，乾燥した微白苔を被る．腹力は軟弱で，心窩部の圧痛があり，小腹不仁を認めた．

> **着眼ポイント** 急性胃腸炎後の嘔気・下痢．

症例 ❸

- 29歳，女性．会社員．身長165 cm，体重57 kg．

5　嘔吐

- 主訴は，妊娠悪阻（つわり）．
- 不妊治療のため当院で漢方治療を継続中の方．人工授精を10回施行するも妊娠せず，体外受精への変更を勧められ，3ヵ月後に専門施設へ転院の予定であった．そこで，体外受精までの間，桂枝茯苓丸と温経湯の併用に転方し，タイミング法を実施してもらうこととした．同薬を服用3ヵ月後に妊娠が判明し，体外受精の予定はキャンセルとなった．妊娠7週目頃からつわりがひどくなり，体調が悪く食欲がないとのことで来院した．疲れやすい，体全体が重い，汗をかきやすい，嘔気があり食事を摂ると嘔吐する，食欲がない，腹痛はないが軟便傾向．
- 脈はやや沈で，脈力は弱．舌は正常紅で，腫大あり，乾湿中等度の白苔を被る．腹力は軟弱で，上腹部をたたくとポチャポチャと音がする．

着眼ポイント　つわりのため食事を摂ると嘔吐．

症例❹

- 29歳，女性．会社員．身長166 cm，体重50 kg．
- 主訴は，めまい，嘔気・嘔吐．
- 今朝起床時から回転性めまいを自覚．嘔気が強く立ち上がることができなかった．昼前に起き上がれるようになったものの，回転性めまいは持続した．水分を摂ろうと汁物を飲んだが嘔吐した．その後，倦怠感と手汗がひどく，息苦しさを認めた．しばらく休んでいたら何とか歩けるようになり，夕方に当院を受診となった．発熱はなし，わずかに体熱感があり，朝ほどではないが回転性のめまいあり，口渇あり，嘔気あり，下痢なし．
- 脈はやや浮で，脈力は中間．舌は正常紅で，乾燥した微白苔を被る．腹力はやや軟弱で，上腹部をたたくとポチャポチャと音がする．

着眼ポイント　回転性めまいを伴う嘔気・嘔吐で脱水傾向あり．

➤ 文献

1) Takeuchi T, et al：Efficacy and safety of hangeshashinto for treatment of GERD refractory to proton pump inhibitors：Usual dose proton pump inhibitors plus hangeshashinto versus double-dose proton pump inhibitors：randomized, multicenter open label exploratory study. J Gastroenterol, 54：972-983, 2019.

2) Kori K, et al：Go-rei-San, a Kampo medicine, reduces postoperative nausea and vomiting：a prospective, single-blind, randomized trial. J Altern Complement Med, 19：946-950, 2013.

3) 日本東洋医学会 辞書編纂委員会（編）：日英対照漢方用語辞典（用語集）．メディカルユーコン，2020.

症例に処方した漢方薬

症例❶：二陳湯（半夏瀉心湯の併用）
　　逆流性食道炎に対しタケキャブ®10 mgを服用したが効果が不十分であった．そこで半

Ⅱ 症候から考える処方プロセス

夏瀉心湯を投与し，さらに胃の痰飲が顕著であったため二陳湯を併用とした．2剤の併用で嘔吐は消失し，徐々に食欲も出てきた．1週間の服用で体調は戻りつつあり，仕事にも行けるようになった．そこで漢方薬は補中益気湯へ転方し，約2週間の服用で廃薬とした．

症例❷：半夏瀉心湯

半夏瀉心湯を5日分投与した．服用後から嘔気は軽減し，まもなく下痢も消失した．5日間の内服が終了する頃には普段の状態に回復したとのことであり，半夏瀉心湯は飲み切り中止とした．

症例❸：小半夏加茯苓湯

服用直後から嘔気が改善し，食事が摂れるようになった．嘔気がある時に1～2回/日で服用し体調はよい．その後はつわりがひどいときのみ頓服とし，2～3ヵ月の服用で廃薬となった．

症例❹：五苓散

補液を施行し五苓散を投与した．帰宅後，五苓散をすぐに服用したところ回転性めまいは軽減し，水分を摂れるようになった．夜にもう一服五苓散を服用し就寝．翌朝にはわずかに嘔気は残るものの，回転性めまいは消失した．2～3日の服用で体調は回復し，5日間五苓散を継続し廃薬とした．

6 ▶ 腹部膨満感

✔ 腹部膨満感に対する漢方治療のポイント

①腹部膨満感は漢方医学における「腹満」と理解し治療薬を選択する．

②腹満は実満と虚満に分類され，腹診における腹力の強弱で判断する．

③腹満は腹中の気滞と考え，治療に際して実満には瀉剤を，虚満には補剤を用いる．

④陽証において，実証には大黄・枳実を含む大柴胡湯を，虚実間証には厚朴を含む半夏厚朴湯を処方する．

⑤陰証においては補気剤をベースとし，腹中の冷えに対しては大建中湯を，気滞・血虚が併存する場合は当帰湯を処方する．

症例

- 86歳，女性．無職．身長148 cm，体重54 kg.
- 主訴は，腹部膨満感，臍周囲の痛み．
- これまで腹部の外科手術を3回受けている．1回目は小学6年生のときに虫垂切除術，2回目は28歳時に子宮外妊娠による手術，3回目は70歳時に癒着性イレウスによる開腹術である．20年ほど前から腹部膨満感や臍周囲の腹痛を自覚するようになり，いろいろな病院を受診し各種検査を施行したが，異常は認められなかった．4年前には腹腔鏡による検査を受けたが，癒着のみを指摘された．半年前から近医より大建中湯が処方され，症状は多少緩和されたが持続した．そこで主治医に相談したところ，当院での診療を勧められ紹介受診となった．
- 疲れやすい，翌朝疲れが残る，何となく気分がすぐれない，ささいなことが気になる，腰のまわりが寒い，冬は電気毛布やカイロが必要，熱い風呂が好き，どことなく腹が痛む，ガスがよく出る，皮膚がカサカサする，排便は2〜3日に1回で硬便である．
- 脈はやや沈で，脈力は弱．舌は正常紅で，湿潤した白苔を被る．腹力は軟弱で，心窩部に抵抗・圧痛があり，両側腹直筋の軽度緊張，両側軽度臍傍圧痛を認めた．

　腹部膨満感に対する漢方薬の選び方について考えてみましょう．今回腹部膨満感の治療薬として，大柴胡湯，半夏厚朴湯，当帰湯，大建中湯という4つの漢方薬について解説します．

　腹部膨満感はお腹が張って苦しい症状のことであり，その原因は器質的疾患と機能性疾患に分けられます．器質的疾患には大腸がんやクローン病，腸閉塞などがあり，実際に腸

の通りが悪くなった病態と認識されます．一方，機能性疾患には慢性便秘症，過敏性腸症候群，機能性腹部膨満などがあり，腸の知覚過敏などにより腹部膨満を自覚する病態と判断します．治療としては，器質的疾患には西洋医学的治療が優先されます．漢方治療の適応となるのは機能性疾患であり，漢方医学的病態に合わせ処方薬を選択します．

　腹部膨満は腹部全体が膨満している状態で，腸内のガスによる鼓音を伴うことがあります．このような状態を漢方医学的には腹満といい，腸管内の便やガスの貯留，腹水などにより堅く張った実満と，力がなく膨れた虚満とに分けられます．どちらの病態も，気血水における気滞の病態と考えます．実満は極度の便秘などが原因となることがあり，大黄など瀉下作用のある生薬を用いて治療します．虚満は腸管の弛緩や蠕動の低下などによる腸管内ガスの貯留などが要因となり，厚朴・芍薬などで腸管運動を調整したり，乾姜・山椒でお腹を温め蠕動の機能回復を図ったりします．

　大柴胡湯は実満に用いる漢方薬であり，少陽病期・実証に適応となります．構成生薬に柴胡・黄芩を含み，清熱作用とともに，精神的ストレスや自律神経緊張などを緩和する効果が期待できます．さらに枳実・大黄が含まれ腹満や便秘に対応します．枳実・大黄に厚朴を加えると，小承気湯という陽明病期の代表的治療薬となります．それゆえ，大柴胡湯は本来少陽病期の方剤であるものの，陽明病期に近い適応をもつ方剤であると理解されます．半夏厚朴湯は気滞の代表的治療薬であり，「咽中炙臠」といわれる咽喉部の違和感を目標に使用されます．気滞は気の巡りが滞った病態であり，気の滞りが生じた場所に閉塞感や張り感を訴えます．喉のあたりに気が停滞すれば咽喉部のつまり感となり，胸に停滞すれば胸満を，腹に停滞すれば腹満を生じます．気を巡らせる作用にすぐれる半夏厚朴湯は，腹部に停滞した気を散じることにより腹部膨満感を改善させます．

　大建中湯は山椒・乾姜・人参・膠飴から構成された漢方薬であり，腹中を温めることで腸管運動を回復させ，腹部膨満感を改善させます．お腹がモクモクと動くような自覚症状や，腹壁から腸管の動きが透見できるような他覚所見は，大建中湯を用いる際の指針となることがあります．当帰湯は大建中湯から膠飴を抜き，補血薬である当帰・芍薬，理気薬である半夏・厚朴，補気薬である黄耆・甘草，降気薬である桂皮を加えた方剤であり，お腹を温める薬効のある大建中湯証に，さらに気血を補い，気滞を改善する効能が追加された処方構成になっています．器質的疾患が明らかでない，気滞・血虚を伴う腹痛や腹部膨満感に対し，当帰湯を用いることで著効を奏することがあります．

　今回提示した「大柴胡湯」，「半夏厚朴湯」，「当帰湯」，「大建中湯」の特徴を，6つの病態のレーダーチャートで示し解説します．レーダーチャートの各頂点は後述の気血水理論の6つの病態に対応しています．頂点の外側にプロットされていればいるほど，その病態に対して効果を発揮することを意味します．

気虚：生命を維持するエネルギーである気が不足した病態で，元気がない，気力がないなどの精神活動の低下，全身倦怠感，風邪をひきやすい，内臓下垂，性欲の低下などの症状がみられます．

→ 気虚により腸管運動が低下し腹満を生じます．

気滞：気の流れが停滞した病態で，咽喉や胸部の閉塞感，腹部膨満感，気分がふさぐ，抑うつ傾向など，気が停滞した部位に閉塞感を訴えることがあります．

→ 腹部の気の停滞は腹満を招きます．

気逆：身体中心から末梢へ，上半身から下半身へ巡るべき気が逆走した病態で，動悸・咳嗽・顔面紅潮・嘔吐・四肢の冷えなどが発作的に現れます．腹診において，臍の上部に大動脈の拍動を触れることがあります．

→ 交感神経の過緊張により腸管運動が低下し腹満を生じることがあります．

血虚：生体の栄養・代謝などの物質面を支える血の量に不足を生じた病態で，貧血症状，顔色不良，皮膚の乾燥，こむら返り，爪の異常，知覚異常，睡眠障害などがみられます．

→ 血虚により潤腸作用が低下し便通が滞ることで腹満を生じます．

瘀血：血の巡りが停滞した病態で，主として微小循環障害や，血液レオロジー異常を生じます．顔面の色素沈着，眼輪部のくま，粘膜の暗赤紫化，月経異常などの症候を認めます．腹診において，特徴的な圧痛点を認め，診断の助けとなります．

水毒：生体の栄養・代謝などの物質的側面を支える水に異常をきたした病態で，浮腫やめまい，水様下痢などの症状を呈します．天候の悪化で体調をくずしたり，車酔いしやすかったりなどの徴候を認めます．舌の腫大や歯痕は水毒を示唆する重要な所見です．腹診において，上腹部を叩くとポチャポチャと音がすることがあります（振水音）．

→ 腹水の貯留により腹満を生じることがあります．

「腹部膨満感」四大処方を学ぼう！

処方薬解説❶　大柴胡湯

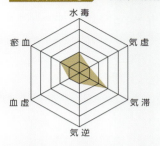

　元来骨太・筋肉質で，ストレスによる飲食過多のため腹が出て固太りし，内臓脂肪が増加した人に用います．高血圧症や高中性脂肪血症，動脈硬化などを伴う場合がよい適応となります．大黄という瀉下作用のある生薬を含むため，便秘傾向の人に適応となりますが，レスポンダーであれば一時的に下痢をした後に普通便となり，体調が改善することをしばしば経験します．少陽病期で実証タイプが適応ですが，大黄・枳実といった陽明病期に使用される生薬を含むため，裏的少陽病期の漢方薬と理解されます．腹部に気滞を伴い，頭痛，肩こり，のぼせなど，神経過敏状態などにも用いられます．

処方薬解説❷　半夏厚朴湯

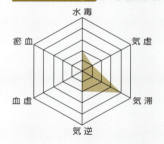

　気滞に用いる代表薬です．ストレスなどにより気の停滞が生じ，気が停滞した部位に閉塞感や詰まり感を自覚します．ヒステリー球などといわれるような，「咽中炙臠（喉に炙った肉片がはりついているような症状）」や「梅核気（喉に梅の種があるような症状）」が使用目標となります．心気的でこだわりが強い方に有効であり，自分の症状をメモに書いてくるような方にもよい適応です．また，ストレスによる呑気症に対し用いることがあります．半夏厚朴湯は機能性ディスペプシア患者の消化管運動を促進することにより，腹満に有効との報告[1]があります．

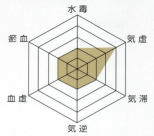

処方薬解説❸ 当帰湯

比較的体力の低下した冷え症の人で，胸腹部から背部にかけての痛みを訴える場合に用います．腹部膨満感，腹痛，鼓腸などを伴うことがあり，これらの症状はしばしば寒冷によって誘発されます．大建中湯に含まれる4つの生薬のうち，膠飴を除く人参・乾姜・山椒が含まれ，胃腸を保護しながら，気血を補い温める作用があります．大建中湯，当帰芍薬散，半夏厚朴湯を合わせたような処方構成になっており，大建中湯証に補血・活血作用，理気作用が加わったような効果が期待できます．

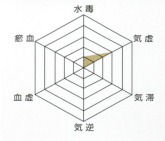

処方薬解説❹ 大建中湯

体力が低下した人で，手足，腹部が冷え，腹痛や腹部膨満感，鼓腸を呈している場合に用いられます．胃腸が寒に侵され，消化管の蠕動が失調した病態に使用され，逆に消化管に熱があるような病態には適応となりません．大建中湯を長期にわたって投与した結果，熱証に至った症例の報告[2]があり，病態や生薬の特性を理解せず漫然と投与することのないよう注意が必要です．薬理学的には，腸管蠕動の調節作用，腸管血流増加作用などが知られていますが，主病態は冷えであることを常に念頭におくことが重要です．

「腹部膨満感」四大処方の使い分け

今回解説した4処方に対する，腹部膨満感を訴える人の分布を図Ⅱ-6-1に示します．横軸には陰陽の病態を，縦軸には腹部膨満感を訴える人の割合をとっています．陽とは熱性，活動性，発揚性の状態を意味します．一方，陰とは，寒性，非活動性，沈滞性の状態を意味します．今回の4処方においては，大柴胡湯，半夏厚朴湯は陽の病態に，当帰湯，大建中湯は陰の病態にそれぞれ適応になります．抗病力の有無をみる虚実の視点からは，大柴胡湯は実証に，半夏厚朴湯は虚実間証に，当帰湯と大建中湯は虚証にそれぞれ用います．

先ほどの症例を考察してみましょう．まず陰陽については，腰のまわりが寒い，冬は電気毛布やカイロが必要，熱い風呂が好きであることから陰証と判断します．虚実は，脈力は弱く，腹力も軟弱であることから虚証と考えます．気血水では，疲れやすい，翌朝疲れが残る

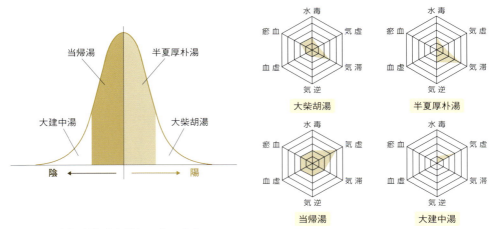

図Ⅱ-6-1　腹部膨満感を訴える人の分布

ことからは気虚を，何となく気分がすぐれない，ささいなことが気になる，ガスがよく出ることからは気滞を，皮膚がカサカサすることは血虚を考えます．腹部所見からは，心窩部の抵抗・圧痛（＝心下痞鞕）は人参剤を，両側腹直筋の軽度緊張は芍薬含有方剤を，両側軽度臍傍圧痛は駆瘀血剤の適応を示唆します．以上，陰の病態と捉えると，陽証に用いる大柴胡湯と半夏厚朴湯は除外され，大建中湯と当帰湯の鑑別になります．大建中湯の服用で症状は多少緩和されており，また気滞，血虚，瘀血の傾向も示唆されたため，当帰湯に転方してみました．服用後数日間は下痢をしたとのことでしたが，継続したところ普通便が毎日出るようになりました．3ヵ月ほどの服用で腹痛はほとんど消失し，腹部膨満感も軽減したとのことであり，当帰湯は少しずつ減量し，約半年間の服用で廃薬としました．

――― より理解を深めるためのワンポイント ―――

樹木の食害防御（苦味健胃薬）

　樹木のなかには殺菌作用が含まれているものが多く，その理由は樹木が自らを昆虫などから護るためといわれています．植物の種類によって成分に違いはありますが，昆虫に対する摂食阻害物質や病害菌に対する殺菌物質などを産生することは共通しています．そして，それぞれの樹木で産生される成分が異なることは，木材のもつ香りに個性を与えています．われわれはその抗菌・殺虫作用をさまざまな形で役立てています．樹木が食害に遭うのを防ぐため，樹皮のなかに苦味のある物質が含まれています．健胃薬として用いられる生薬（樹木）に苦味があるのはそのためです．

「腹部膨満感」の処方を復習しよう！

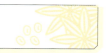

症例 ❶

- 19歳，女性．大学受験のため予備校通学中．身長170 cm，体重69 kg．
- 主訴は，お腹が張って苦しい．
- 中学の頃から模試のときなどに呑気症のような症状があり，お腹にガスがたまって苦しくなることがあった．その頃から慢性的にゲップやお腹の張りを自覚するようになった．外に出かけたり，授業でずっと座っていたりすると，呑気，ゲップを繰り返し，お腹も張ったり，ガスが溜まったりした．高校には入学したものの不登校となり，その後高校を退学した．現在大学受験のため予備校に通学中であるが，お腹が張って苦しいため授業を受けるのもままならない状態である．今回症状に対する漢方治療を希望し当院を受診となった．気力がない，体全体が重い，気分がイライラする，体に熱感がある，目が疲れる，ゲップが出る，腹の張ることがよくある，ガスがよく出る，月経は順調で月経痛はなし，便通は毎日1回普通便が出る．
- 脈は浮沈中間で，脈力も中間．舌は正常紅で，軽度腫大・歯痕あり，乾燥した白苔を被る．腹力は中等度で，両側臍傍圧痛を認めた．

> **着眼ポイント** ストレスによる呑気症でゲップや腹部の張りを自覚．

症例 ❷

- 37歳，女性．美容師．身長155 cm，体重52 kg．
- 主訴は，腹痛，腹部膨満感．
- 1年前に第2子を帝王切開で出産．その後から腹部全体の痛みと膨満感を自覚するようになった．症状が持続するため近医を受診したところ大建中湯が処方された．同薬の服用で腹痛は軽減したが，腹部膨満感が持続するため当院を受診となった．疲れやすい，翌朝疲れが残る，何となく気分がすぐれない，気分がイライラする，食欲がない，寝つきが悪い，手足が冷える，腹のはることがよくある，ガスがよく出る，皮膚がカサカサする，排便は軟便傾向，授乳中であり月経はまだない．
- 脈はやや沈で，脈力はやや弱．舌は正常紅で，軽度腫大し，湿潤した微白苔を被る．腹力はやや軟弱で，心窩部の圧痛があり，両側腹直筋の緊張，小腹不仁を認めた．

> **着眼ポイント** 大建中湯証に気滞・血虚が併存．

Ⅱ　症候から考える処方プロセス

症例❸

- 71歳，男性．無職．身長161 cm，体重72 kg.
- 主訴は，胃酸が上がってくる，胸やけ，お腹が張る.
- 若い頃から甘いものを摂ると胸やけをすることがあった．70歳で仕事を辞め，家でテレビを見たり，間食をしたりしていたら，1年で体重が10 kg増加した．その間，胃酸が上がってきたり，胸やけしたり，お腹が張るようになり，近医胃腸科を受診した．上部消化管内視鏡を施行したところ，逆流性食道炎と診断されタケキャブ®が処方された．同薬を服用すると胸やけなどの症状は改善するが，中止すると症状が出現する．お腹の張りも持続しているため，漢方治療を希望し当院を受診となった．体全体が重い，冷たい水が好きでよく飲む，ガスがよく出る，食欲は普通，排便は毎日あるが硬便.
- 脈はやや沈で，脈力はやや実で弦．舌は正常紅で，軽度腫大あり，乾燥した白苔を被る．腹力は充実し，両側胸脇部に強い抵抗・圧痛あり，小腹不仁を認めた.

▶ **着眼ポイント** 陽証・実証で，体重増加に伴いお腹の張りを自覚.

症例❹

- 59歳，女性．大学教員．身長145 cm，体重42 kg.
- 主訴は，お腹の張りと痛み.
- 5年ほど前から右下腹部に張りと痛みを自覚するようになった．25年前に右卵巣膿腫の手術をした辺りの痛みと感じている．内科や婦人科を受診したが異常がなく，そのまま放置していた．お腹を冷やすと，腹部の張りと痛みが悪化する．今回当地への転勤を機に漢方治療を希望し当院へ来院となった．33歳時に子宮筋腫で子宮全摘術，53歳時に右乳がん手術を受け5年間ホルモン治療を行った．疲れやすい，眠気がいつもある，寒がりである，冬は電気毛布やカイロが必要，腹の張ることがよくある，ガスがよく出る，便秘したり下痢したりする.
- 脈はやや沈で，脈力は弱．舌は正常紅で，湿潤した微白苔を被る．腹力はやや軟弱で，心窩部に抵抗・圧痛あり，両側軽度臍傍圧痛，小腹不仁を認めた.

▶ **着眼ポイント** お腹を冷やすことで腹部の張りと痛みが増悪.

▶ **文献**

1) 及川哲郎, 他：半夏厚朴湯の使用目標とその臨床効果の関連について ―機能性ディスペプシア患者における検討―. 日東医誌, 59：601-607, 2008.
2) 糸賀知子, 他：大建中湯を漫然と服用することによって熱証をきたした一例. 日東医誌, 68：123-126, 2017.

症例に処方した漢方薬

症例❶：半夏厚朴湯

1ヵ月ほどの服用で，お腹が張る頻度が減ってきた．内服3ヵ月後には，息苦しさもたまにあるが回数は減り，お腹の張りを意識することがなくなった．その後も緊張する時はお腹が張るものの常時ではなくなった．同薬の服用にて経過良好であり，大学受験の準備に向けて現在も続服中である．

症例❷：当帰湯

14日間の服用で腹痛および腹部膨満感はほぼ消失した．そこで服用を中止したところ，1週間後に腹痛，腹部膨満感が再発した．そこで当帰湯を再開したところ，症状はすみやかに消失した．その後も経過良好であり，現在も同薬を続服中である．

症例❸：大柴胡湯

服用後から便通がよくなり普通便が毎日出るようになった．高めだった血圧は低下傾向にあり，体重も2〜3kg減少した．胸やけなども軽快し，継続していたタケキャブ®は不定期の服用となった．お腹の張り感も軽減し，食事や運動療法を指導しながら，現在も同薬を続服中である．

症例❹：大建中湯

服用後からお腹が温まるのを感じ，お腹の張りや痛みも徐々に軽快した．同薬の服用により，便通が整い，お腹の張りや痛みはほぼ消失した．その後も経過良好のため，大建中湯は症状に合わせ不定期に服用を継続している．

7 ▶ 腹 痛

✓ 腹痛に対する漢方治療のポイント

① 腹痛に対しては，芍薬＋甘草を含む漢方薬を選択する．
② 陽証でストレス関連の腹痛に対しては柴胡桂枝湯あるいは四逆散を選択する．
③ 下痢型のIBSで腹痛を訴える場合には桂枝加芍薬湯を選択する．
④ 腹部の冷えがあり，気血両虚で気滞を伴う腹痛には当帰湯を用いる．
⑤ 腹痛発作に対しては芍薬甘草湯を頓服薬として用いてみる．

症例

- 12歳，女児．小学6年生．身長146 cm，体重33 kg.
- 主訴は，腹痛・下痢，お腹にガスが溜まりおならが多い．
- 小学5年生のときにいじめに遭い，その頃から腹痛と下痢を自覚するようになった．近医小児科にて諸検査を実施したが異常はなく，過敏性腸症候群との診断を受けた．整腸薬の投与を受けるも症状は持続し，お腹にガスが溜まりおならが多いことを苦痛に感じている．その後も腹痛・下痢が持続するため，漢方治療を希望しかかりつけの小児科医より当院へ紹介受診となった．
- 疲れやすい，翌朝疲れが残る，ささいなことが気になる，物事に驚きやすい，下痢をする，汗をかきやすい，首から上に汗をかく，手のひらに汗をかく，寒がりである，手足が冷える，どことなくお腹が痛む，ガスがよく出る．
- 脈は浮沈中間で，脈力はやや弱．舌は正常紅で，湿潤した白苔を被る．腹力はやや軟弱で，両側腹直筋緊張があり，心窩部を叩くとポチャポチャと音がする．

　腹痛に対する漢方薬の選び方について考えてみましょう．今回腹痛の治療薬として，四逆散，柴胡桂枝湯，桂枝加芍薬湯，当帰湯，芍薬甘草湯という5つの漢方薬について解説します．

　腹痛の原因はさまざまであり，消化器疾患のみに限定せず，器質的疾患の有無を検索することが重要です．腹痛の原因が特定された場合には，まずは西洋医学的治療が優先されます．ところが，各種検査にても原因疾患の診断に至らない場合には，鎮痙薬，止痢薬，緩下薬，整腸薬などの対症療法薬が選択されます．急性期の腹痛はウイルスや細菌などの感染症が原因となることが多く，通常腹痛は自然経過で軽快します．器質的疾患のない慢性の腹痛は治療に苦慮する場合があり，その代表的疾患は過敏性腸症候群（irritable bowel syndrome：IBS）です．IBSとは，大腸および小腸に潰瘍や腫瘍などの器質的異常がないに

もかかわらず，下痢あるいは便秘などの便通異常と腹痛，腹部膨満感などのお腹の症状がある病気と定義され，ストレスがきっかけとなり症状が現れます．ストレスによって脳や大腸からのセロトニンの分泌のバランスが乱れることで，大腸の動きが不安定となります．そのため，大腸の動きが過剰になると下痢をし，大腸の動きが鈍くなると便秘になります．また，脳で作られるセロトニンが減少すると，少しの刺激でも脳が痛みを感じやすくなり，腹痛の頻度が増えます．IBSの治療に際しては，十分な睡眠や，規則正しい生活などの生活改善が基本となります．ただし，生活改善のみで治療効果を得ることは少なく，次に薬物治療が選択されることとなります．IBSの薬物治療には，心身ともにアプローチできる漢方薬がよい適応となります．

　腹痛を改善させるための重要生薬は芍薬です．表Ⅱ-7-1に5処方の構成生薬（分量）と薬能を示します．芍薬は補血（＝血を補う）の代表薬であり，強く収縮した筋肉を緩め，痛みを和らげる作用があります．さらに，芍薬は甘草と組み合わせることによって弛緩作用を発揮することができるため，今回の5処方すべてに芍薬と甘草が含まれています．また，芍薬は用量依存的に弛緩作用が増強するため，芍薬を多く含む芍薬甘草湯と桂枝加芍薬湯には，強い鎮痛作用が期待できます．芍薬甘草湯はこむら返りの治療薬として有名ですが，腹痛の頓服薬としてもしばしば用います．甘草は急迫症状を改善する作用があるため，甘草湯（甘草8g），芍薬甘草湯（甘草6g），甘麦大棗湯（甘草5g）など，速効性を期待する漢方薬には甘草が多く含まれ，さらに構成生薬は必要最小限の数となっています．ただし，甘草による偽アルドステロン症発症の頻度は，用量依存的な傾向を示唆するとの報告[1]があるため，甘草を多く含む芍薬甘草湯は，短期間の使用に留めるか，頓服で使用する必要があります．そのため，芍薬と甘草を含む方剤を長期に使用したい場合には，芍薬を多く含む桂枝加芍薬湯や四逆散の処方を考慮します．その際，腹部膨満を伴う腹痛には桂枝加芍薬湯を，ストレスを伴う腹痛には四逆散をそれぞれ選択します．桂枝加芍薬湯は，風邪に用いる桂枝湯（構成生薬：桂皮・芍薬・生姜・大棗・甘草）と構成生薬が共通しています．桂枝湯との違いは，芍薬が増量されていることのみであり，芍薬が増量されることで芍薬の薬能が強調され，薬効の作用ベクトルが腹部に向かうことになります．当帰湯は，大建中湯，当帰芍薬散，半夏厚朴湯を合わせもったような処方構成になっており，お腹を温める作用のほか，気血を補い，気滞を改善する効果があります．柴胡桂枝湯は桂枝湯と

表Ⅱ-7-1　5処方の構成生薬（分量）と薬能　　　　　　　　　　　　　　　　　　　　　　（g）

生薬	桂皮	芍薬	生姜	大棗	甘草	人参	黄耆	柴胡	黄芩	半夏	厚朴	枳実	当帰	乾姜	山椒
薬能	降気	補血鎮痙	補　気					清　熱		化痰	理　気		補血	温　熱	
四逆散		4.0			1.5			5.0				2.0			
柴胡桂枝湯	2.0	2.0	1.0	2.0	2.0	2.0		5.0	2.0	4.0					
桂枝加芍薬湯	4.0	6.0	1.0	4.0	2.0										
当帰湯	3.0	3.0			1.0	3.0	1.5			5.0	3.0		5.0	1.5	1.5
芍薬甘草湯		6.0			6.0										

小柴胡湯の合方（＝2つの漢方薬を合わせたもので，重なる生薬は分量の多い方を選択する）であり，2つの方剤の特性を兼ねた薬効を発揮します．清熱薬である柴胡・黄芩を含むため，陽証の病態が適応となります．柴胡・半夏など気滞に対応する生薬を含むため，ストレス性のIBSにしばしば用います．さらに精神的ストレスや腹痛が強い場合には，理気薬である柴胡・枳実を含む四逆散を第一選択にする場合もあります．

今回提示した「四逆散」，「柴胡桂枝湯」，「桂枝加芍薬湯」，「当帰湯」，「芍薬甘草湯」の特徴を，6つの病態のレーダーチャートで示し解説します．レーダーチャートの各頂点は後述の気血水理論の6つの病態に対応しています．頂点の外側にプロットされていればいるほど，その病態に対して効果を発揮することを意味します．

> **気虚**：生命を維持するエネルギーである気が不足した病態で，元気がない，気力がないなどの精神活動の低下，全身倦怠感，風邪をひきやすい，内臓下垂，性欲の低下などの症状がみられます．
>
> → **消化機能の低下により気虚を呈します．**
>
> **気滞**：気の流れが停滞した病態で，咽喉や胸部の閉塞感，腹部膨満感，気分がふさぐ，抑うつ傾向など，気が停滞した部位に閉塞感を訴えることがあります．
>
> → **ストレス性の腹痛には気滞の存在を考慮します．**
>
> **気逆**：身体中心から末梢へ，上半身から下半身へ巡るべき気が逆走した病態で，動悸・咳嗽・顔面紅潮・嘔吐・四肢の冷えなどが発作的に現れます．腹診において，臍の上部に大動脈の拍動を触れることがあります．
>
> → **交感神経の緊張により腸管運動が過敏となり腹痛を生じます．**
>
> **血虚**：生体の栄養・代謝などの物質面を支える血の量に不足を生じた病態で，貧血症状，顔色不良，皮膚の乾燥，こむら返り，爪の異常，知覚異常，睡眠障害などがみられます．
>
> → **栄養状態の不良により血虚を呈します．**
>
> **瘀血**：血の巡りが停滞した病態で，主として微小循環障害や，血液レオロジー異常を生じます．顔面の色素沈着，眼輪部のくま，粘膜の暗赤紫化，月経異常などの症候を認めます．腹診において，特徴的な圧痛点を認め，診断の助けとなります．
>
> → **腸管血流の低下により瘀血を呈します．**
>
> **水毒**：生体の栄養・代謝などの物質的側面を支える水に異常をきたした病態で，浮腫やめまい，水様下痢などの症状を呈します．天候の悪化で体調を崩したり，車酔いしやすかったりなどの徴候を認めます．舌の腫大や歯痕は水毒を示唆する重要な所見です．腹診において，上腹部を叩くとポチャポチャと音がすることがあります（振水音）．
>
> → **腸管内の水の停滞は水毒を示唆します．**

「腹痛」五大処方を学ぼう！

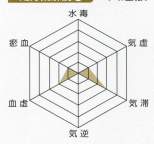

処方薬解説❶　四逆散

　体力中等度の人で，イライラ，不眠，抑うつ感などの精神神経症状を訴える場合に用います．構成生薬の数が少ないため，速効性があり切れ味よく効きます．ストレスなどにより肝気が昂ぶった状態で，神経過敏や知覚過敏となった病態に適応であり，気滞の代表薬といえます．柴胡剤には黄芩がよく含まれていますが，本方には含まれておらず，副作用の観点からも使いやすい方剤といえます．気を巡らせることで消化管の運動を整え，さらに芍薬＋甘草で腹痛にも対応します．

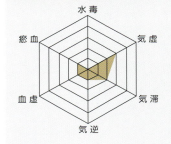

処方薬解説❷　柴胡桂枝湯

　太陽病期の代表薬である桂枝湯と少陽病期の代表薬である小柴胡湯を合方した漢方薬であり，適応はそれら2つの病態が併存したもの（＝併病）と理解できます．一般的には，熱性疾患の急性期を経てなお頭痛，悪寒，関節痛，食欲不振などを訴える場合に用います．小児の体質改善薬として用いることも多く，とくに自律神経失調症で起立性調節障害があり，頭痛や腹痛を訴える場合に有効です．ただし，腹痛に対しては芍薬の分量が少ないため，柴胡桂枝湯を基本薬とし，芍薬量を増やす目的で芍薬甘草湯を頓服で使用することがあります．あるいは小柴胡湯と桂枝加芍薬湯を併用すると芍薬量を増やすことができます．

処方薬解説❸ 桂枝加芍薬湯

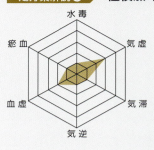

　風邪の治療に用いる桂枝湯の構成生薬である芍薬を増量することで，消化管運動を改善します．お腹にガスがたまって腹部膨満をきたしたような腹痛に有効です．IBSの患者を対象とした二重盲検ランダム化比較試験において，桂枝加芍薬湯がとくに下痢型において，腹痛を有意に改善させたとの報告[2]があります．腹診において，腹直筋の緊張を認め，時に胃部振水音を呈することもあります．

処方薬解説❹ 当帰湯

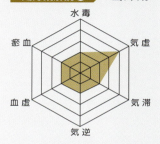

　比較的体力の低下した冷え症の人で，胸腹部から背部にかけての痛みを訴える場合に用います．気血を補い，胃腸を温めながら働きを整える作用があります．構成生薬に大建中湯（構成生薬：人参・山椒・乾姜）が含まれており，大建中湯証に補血・活血・理気作用が加わったような病態に有効です．原因不明の腹痛で，冷えにより増悪する場合に用いられます．当帰湯は補中益気湯の祖型のひとつともいわれ，痛みにこだわらず，胸部症状のある虚寒証に，補気剤として広く応用できる可能性が示唆されるとの報告[3]があります．

処方薬解説❺ 芍薬甘草湯

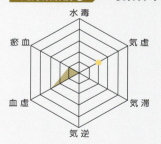

　強く収縮した筋肉の緊張を緩めて，痛みを和らげる効果があります．一般的には足のつり（こむらがえり）に頻用されています．骨格筋のけいれん性疼痛ばかりではなく，平滑筋のけいれん性疼痛にも効果があるため，消化管，胆道，尿路などの痛みに対しても用いられます．速効性があり頓服で使用することができます．救急外来における急性胃腸炎による疼痛軽減に有効であったとの報告[4]があります．ただし，甘草の分量が多く，むくみや血圧上昇の副作用が出やすいため，処方に際しては長期連用にならないように注意が必要です．

「腹痛」五大処方の使い分け

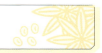

今回解説した5処方に対する，腹痛を訴える人の分布を図Ⅱ-7-1に示します．横軸には陰陽の病態を，縦軸には腹痛を訴える人の割合をとっています．陽とは熱性，活動性，発揚性の状態を意味します．一方，陰とは，寒性，非活動性，沈滞性の状態を意味します．今回の5処方においては，四逆散，柴胡桂枝湯は陽の病態に，桂枝加芍薬湯，当帰湯は陰の病態にそれぞれ適応になります．芍薬甘草湯は構成生薬が二味と少なく，陰陽の病態にこだわらずに使用可能な方剤です．抗病力の有無をみる虚実の視点からは，四逆散は虚実間証に，その他の4処方はすべて虚実間～虚証に適応となります．

先ほどの症例を考察してみましょう．まず陰陽については，寒がりで，手足が冷えることから陰証と判断します．虚実は，脈力はやや弱で，腹力もやや軟弱であることから虚～虚実間証と考えます．気血水では，疲れやすい，翌朝疲れが残る，汗をかきやすいことからは気虚を，ささいなことが気になる，ガスがよく出ることからは気滞を，首から上や手のひらに汗をかくことからは気逆を考えます．腹部所見からは，胃部振水音（＝心窩部を叩くとポチャポチャと音がする）は水毒を，腹直筋の緊張からは芍薬＋甘草を含む方剤の適応が示唆されます．以上，陰の病態と捉えると，陽証に用いる四逆散，柴胡桂枝湯は除外され，桂枝加芍薬湯，当帰湯，芍薬甘草湯の鑑別になります．気血水で，気虚・気滞・気逆など，気の異常を中心に認めることから芍薬甘草湯は除外されます．さらには，血の異常を認めないこと，冷え症状がそれほど強くないことから当帰湯は除外され，桂枝加芍薬湯を選択しました．同薬の服用ですみやかに腹痛・下痢は軽減したものの，ガスが多くお腹の張りは残存しました．そこで，さらに同薬を継続したところ，お腹の張りも徐々に

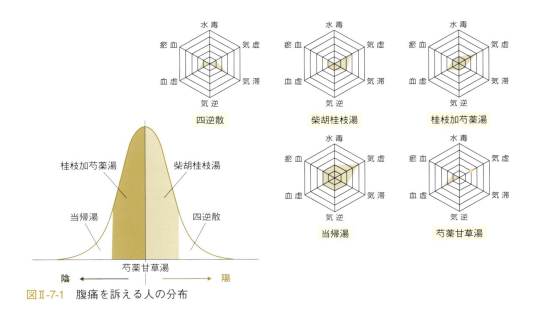

図Ⅱ-7-1 腹痛を訴える人の分布

軽減しました．その後も経過良好であり，約2ヵ月の服用で廃薬としました．その後は，腹部症状が気になるときに不定期に再来し，桂枝加芍薬湯を適宜処方しています．

── より理解を深めるためのワンポイント ──

腹診と生薬の関連

　腹診は日本で独自に発達してきた診断法で，客観性，再現性が高く，初学者でも比較的理解しやすいため，処方選択の指針として用いることができます．腹診にはいくつかのチェックすべきマーカーがあり，それらの腹診所見は特定の生薬と関連づけられ，処方選択をする際の参考となります．

腹直筋の緊張：腹直筋の緊張度を指で確認します．腹直筋の緊張が強い場合には芍薬＋甘草を含む漢方薬の使用目標となります．

心下痞鞕：心窩部に抵抗や圧痛があることを心下痞鞕といいます．心下痞鞕がある場合には人参を含む漢方薬の使用目標となります．

胸脇苦満：両側季肋部に指を差し込むと抵抗や圧痛を認めることがあり，これを胸脇苦満といいます．胸脇苦満がある場合には柴胡を含む漢方薬の使用目標となります．また，抵抗・圧痛の強弱により，柴胡剤における処方鑑別に役立てることもあります．

「腹痛」の処方を復習しよう！

── 症例❶

- 52歳，女性．事務職．身長165 cm，体重67 kg．
- 主訴は，腹痛（とくに右腹部全体が張ったような痛み）．3週間ほど前から右腹部全体に痛みを自覚するようになった．とくに上腹部に痛みが強い．その後も不定期に同部位の痛みが持続するため近医内科を受診．血液検査では，白血球数5,440/μL，CRP 0.05 mg/dLと炎症反応はなく，便潜血反応は陰性．また，腹部超音波検査でも腹痛の原因となる所見は認められなかった．そこで，鎮痙薬や整腸薬が処方されるも症状が持続するため，漢方治療を希望し当院を受診となった．疲れやすい，何となく気分がすぐれない，眠りが浅い，漠然とした不安感がある，寒がりである，お腹が冷える，歯磨きをしてむかつくことがある，右腹部全体に張ったような痛みがある，皮膚がかゆいことがある，50歳で閉経した．
- 脈は浮沈中間で，脈力はやや弱．舌は正常紅で，湿潤した微白苔を被る．腹力はやや軟弱で，心窩部の抵抗・圧痛があり，両側臍傍部圧痛を認めた．

着眼ポイント 陰証でお腹の冷えがあり，気滞を伴う腹痛．

7 腹痛

症例❷

- 15歳，女児．中学3年生．身長158 cm，体重51 kg．
- 主訴は，腹痛．
- 5年前から腹痛，ガスの溜まりを自覚するようになった．下痢や便秘などの排便異常はなし．2年前から症状が徐々に悪化し，半年前に近医内科を受診．ガスコン®と整腸薬が処方されたが症状は改善せず．そこで，消化器専門の医療機関を受診したところ，IBSと診断され，セレキノン®とチアトン®が処方された．チアトン®を服用すると腹痛は軽減するが，お腹がスッキリとしないため，漢方治療を希望し当院を受診となった．疲れやすい，翌朝疲れが残る，何となく気分がすぐれない，物事に驚きやすい，汗をかきやすい，熱がりで寒がり，どことなく腹が痛む，ガスがよく出る，月経周期は順調，月経痛がある．
- 脈はやや沈で，脈力は弱．舌は正常紅で，軽度腫大し，湿潤した微白苔を被る．腹力はやや軟弱で，両側腹直筋の緊張があり，両側臍傍圧痛を認めた．

着眼ポイント 陰証で腹満を伴う腹痛．

症例❸

- 14歳，男児．中学2年生．身長170 cm，体重59 kg．
- 主訴は，腹痛．
- 中学2年生の春頃から，集会で体育座りをしている際に腹痛を自覚するようになった．腹痛時には，トイレで排便（軟便）や排ガスすると痛みは軽減する．近医胃腸科を受診したところIBSと診断され，桂枝加芍薬湯が処方された．同薬の服用で腹痛は多少軽減されるが，週5回ほどは腹痛を自覚する．腹痛時にはブスコパン®を頓服し，現在は週5〜6回服用している．今回，漢方専門医の診療を希望し当院を受診となった．
- 毎日便が出るがスッキリしない，汗をかきやすい，首から上に汗をかく，冷たい水が好き，お腹がゴロゴロと鳴ることがある．
- 脈は浮沈中間，脈力は中間で弦．舌は正常紅で，乾燥した微白苔を被る．腹力は中等度で，両側胸脇部に抵抗・圧痛あり，両側腹直筋の緊張を認めた．

着眼ポイント 陽証で原因不明の腹痛発作を繰り返す．

症例❹

- 16歳，男性．高校1年生．身長172 cm，体重75 kg．
- 主訴は，腹痛，下痢．
- もともと指示されたことをこなすことが好きなタイプである．中学2年生のときにコロナ禍となり，その頃からルーチンの生活が崩れ，腹痛や下痢を自覚するよ

うになった．高校受験の際に腹痛がひどく受験ができる状態ではなく，私立の高校に推薦入試で入学した．高校に入学してから多少腹痛・下痢は軽減したものの，起床時には必ず腹痛・下痢を自覚した．近医小児科で相談したところ当院での診療を勧められ紹介受診となった．疲れやすい，翌朝疲れが残る，何となく気分がすぐれない，気力がない，物事に驚きやすい，ささいなことが気になる，腹痛があり下痢する，汗をかきやすい，頭痛がある，胸の奥が痛むことがある．

- 脈は浮沈中間，脈力はやや弱で弦．舌は正常紅で，軽度腫大あり，乾燥した微白苔を被る．腹力はやや軟弱で，心窩部に軽度の抵抗・圧痛，両側胸脇部に抵抗・圧痛，両側腹直筋の軽度緊張があり，両側軽度臍傍王痛を認めた．

着眼ポイント 陽証でストレスに伴う腹痛．

▶文献

1) 萬谷直樹, 他：甘草の使用量と偽アルドステロン症の頻度に関する文献的調査. 日東医誌, 66：197-202, 2015.
2) 佐々木大輔, 他：過敏性腸症候群に対する桂枝加芍薬湯の臨床効果―多施設共同無作為割付群間比較臨床試験―. 臨と研, 75：1136-1152, 1998.
3) 沢井かおり, 渡辺賢治：当帰湯の補気剤としての効果が示唆された胸部症状の二例. 日東医誌, 69：150-154, 2018.
4) 櫻井貴敏, 他：救急外来における疼痛軽減に対する芍薬甘草湯の有効性. 日東医誌, 66：34-39, 2015.

症例に処方した漢方薬

症例❶：当帰湯

2～3日の服用で腹痛は気にならなくなり，約2週間で腹痛はほぼ消失した．1ヵ月の内服で調子がよいため，当帰湯の服用を中止したところ，再度腹痛が出現した．その後，当帰湯の再開ですみやかに腹痛は軽快し，経過良好のため現在は不定期に内服を継続している．

症例❷：桂枝加芍薬湯

2週間の服用でお腹の張りは残るものの，腹痛を自覚しない日が出てきた．その後も徐々に症状は改善傾向にあり，腹痛・お腹の張りともにあまり気にならなくなった．高校受験に際し腹痛の悪化を認めたが，第一志望の高校に合格後は，腹部症状をほとんど自覚することがなく経過良好であり，その後，廃薬とした．

症例❸：四逆散（芍薬甘草湯頓用）

柴胡桂枝湯を投与した．2週間の服用で症状はほとんど変化なく，腹痛時ブスコパン®を何度か服用した．柴胡桂枝湯は継続とし，腹痛時に芍薬甘草湯を頓服用として追加処方した．腹痛は持続するものの，芍薬甘草湯の頓服は効果があった．そこで，柴胡桂枝湯を四逆散に転方したところ，腹痛のためトイレに行く日が少なくなった．その後も経過良好のため，四逆散の定期服用と芍薬甘草湯の頓服で治療を継続中であるが，最近は芍薬甘草湯を服用することがほとんどなくなった．

症例❹：柴胡桂枝湯

服用後から腹痛は和らぎ，起床時の腹痛・下痢の頻度が徐々に少なくなった．その後も腹部症状は軽快し，ときどき自覚していた頭痛もほとんど認めなくなった．治療経過は良好であり，約半年間の服用で廃薬とした．

8 ▶ 便　秘

✓ 便秘に対する漢方治療のポイント

① 便秘治療には，刺激性下剤である大黄を含む漢方薬を使用することが多い．
② 硬便に対しては，緩下剤である芒硝を大黄と一緒に用いる．
③ 瘀血を伴う便秘で，気逆には桃核承気湯を，気滞には通導散を選択する．
④ 排便困難と排便回数減少が合併した病態には，桂枝加芍薬大黄湯が適応となる．
⑤ 大黄甘草湯の服用で腹痛，下痢を認める場合には調胃承気湯を使用してみる．
⑥ 大黄剤を漫然と長期間使用しないように注意する．

● 症例 ―

- 52歳，女性．事務職．身長160 cm，体重46 kg．
- 主訴は，便秘．
- 20代から便秘がひどく，1週間排便がないこともあった．排便がないとガスが溜まり，お腹が張って苦しくなる．そのため，30年ほど前から3日に1回程度で市販の刺激性下剤を服用し排便している．刺激性下剤を服用すると排便があり，その際腹痛や下痢は伴わない．最近になって徐々に便秘がひどくなり，市販の刺激性下剤をほぼ連日服用するようになった．今回，便秘に対する漢方治療を希望し当院を受診となった．
- ひどく便秘し1週間以上排便がないことがある，刺激性下剤を服用しないと排便がない，眠りが浅い，暑がりである，のぼせ感がある，冷たい水を好む，ズキズキするような頭痛がある，月経周期が1週間以上遅れる．
- 脈はやや沈で，脈力は中間．舌は正常紅で，乾燥した白苔を被る．腹力はやや硬く，両側臍傍圧痛，S状結腸部に圧痛を認める．

　便秘に対する漢方薬の選び方について考えてみましょう．今回便秘の治療薬として，通導散，桃核承気湯，調胃承気湯，桂枝加芍薬大黄湯という4つの漢方薬について解説します．

　『便通異常症診療ガイドライン2023 ―慢性便秘症』[1]によれば，慢性便秘症は「慢性的に続く便秘のために日常生活に支障をきたしたり，身体にも様々な支障をきたしうる病態」と定義されています．症状の観点からは，便が出ない「排便回数減少型」と，便が出せない「排便困難型」に分類されます．今回の4処方にはすべて大黄という生薬が含まれています．大黄の主成分はセンノシドであり瀉下作用を有しています．そのため，今回の4処方はすべて「排便困難型」に適応となる漢方薬と考えます．ただし，桂枝加芍薬大黄湯は消化管運動改

Ⅱ　症候から考える処方プロセス

善作用も有しているため，「排便困難型」と「排便回数減少型」が合併した病態にも適応となります．さらには，鎮痙作用のある芍薬が多く含まれるため，排便異常に伴う腹痛にも対応することができ，腹部が膨満し，腹痛を伴う便秘には大変有用です．

　大黄は用量依存的に下剤としての作用が強くなるため，大黄剤（＝大黄を含む処方群）を選択の際には，大黄の分量を把握しておく必要があります．表Ⅰ-8-1に4処方の構成生薬（分量）と薬能を示します．通導散と桃核承気湯には大黄が3gと多く含まれるため，刺激性下剤としての作用は比較的強いものと考えます．芒硝は，通導散には1.8g，桃核承気湯には0.9g含まれています．芒硝の主成分は硫酸ナトリウムであり，緩下剤（塩類下剤）としての作用を有しています．そのため，比較的多い量の大黄と芒硝を含む通導散と桃核承気湯は，強い瀉下作用を有しており，難治性の便秘にも適応となります．気血水の観点からは，桃核承気湯には桂皮＋甘草が含まれているため，顔面紅潮やのぼせ感などの気逆に対して用いられます．また活血薬（＝瘀血を改善する生薬）である桃仁を含むため，婦人科疾患などにも応用されます．一方，通導散は枳実，厚朴，陳皮といった理気剤（＝気を巡らせる生薬）を含み，気滞の病態に有効です．さらには，紅花，蘇木といった止痛作用をもつ活血薬を含むため，婦人科系の痛みや腰痛，打撲痛などにも応用されます．このように，漢方医学においては便秘も1つの症候と捉え，さまざまな病態に適応となる漢方薬が選択されます．そのため，便秘に対し漢方薬を処方することで，便秘以外の徴候までもが改善することをしばしば経験します．便秘薬として用いる代表薬に大黄甘草湯（大黄4g）があります．大黄甘草湯に緩下剤である芒硝を加えた方剤が調胃承気湯です．調胃承気湯には刺激性下剤と緩下剤の両者を合わせた効果が期待できます．大黄甘草湯と比較して大黄量も2gと少なく，大黄甘草湯の服用で腹痛や下痢を訴える場合には，調胃承気湯はよい適応となります．調胃承気湯の「承気」とは，気の停滞を巡らすという意味であり，調胃承気湯はその名の通り，「胃腸の状態を整え，気を巡らせる」方剤です．排便を促すだけでなく，裏熱（消化管の熱）を冷まし，精神作用を安定させる効果があります．ちなみに，調胃承気湯から甘草を抜き，理気薬である厚朴・枳実を加えたものが大承気湯，大承気湯から芒硝を抜いたものが小承気湯です．

　今回の4処方は，大黄剤のみを解説しましたが，大黄は大腸メラノーシスの原因となったり，刺激性下剤の依存を招いたりすることもあり，漫然と長期間にわたって使用しないよう注意が必要です．

表Ⅱ-8-1　4処方の構成生薬（分量）と薬能　　　　　　　　　　　　　　　　　　　（g）

生薬	大黄	芒硝	桃仁	紅花	蘇木	当帰	芍薬	桂皮	枳実	厚朴	陳皮	木通	生姜	大棗	甘草
薬能	瀉下		活血			補血		降気	理気			利水	補脾・補気		
通導散	3.0	1.8		2.0	2.0	3.0			3.0	2.0	2.0	2.0			2.0
桃核承気湯	3.0	0.9	5.0				4.0								1.5
調胃承気湯	2.0	0.5													1.0
桂枝加芍薬大黄湯	2.0						6.0	4.0					1.0	4.0	2.0

今回提示した「通導散」，「桃核承気湯」，「調胃承気湯」，「桂枝加芍薬大黄湯」の特徴を，6つの病態のレーダーチャートで示し解説します．レーダーチャートの各頂点は後述の気血水理論の6つの病態に対応しています．頂点の外側にプロットされていればいるほど，その病態に対して効果を発揮することを意味します．

気虚：生命を維持するエネルギーである気が不足した病態で，元気がない，気力がないなどの精神活動の低下，全身倦怠感，風邪をひきやすい，内臓下垂，性欲の低下などの症状がみられます．

気滞：気の流れが停滞した病態で，咽喉や胸部の閉塞感，腹部膨満感，気分がふさぐ，抑うつ傾向など，気が停滞した部位に閉塞感を訴えることがあります．

→ 腹満感を伴う便秘は気滞を示唆します．

気逆：身体中心から末梢へ，上半身から下半身へ巡るべき気が逆走した病態で，動悸，咳嗽，顔面紅潮，嘔吐，四肢の冷えなどが発作的に現れます．腹診において，臍の上部に大動脈の拍動を触れることがあります．

→ 腹痛発作を伴う便秘は気逆を示唆します．

血虚：生体の栄養・代謝などの物質面を支える血の量に不足を生じた病態で，貧血症状，顔色不良，皮膚の乾燥，こむら返り，爪の異常，知覚異常，睡眠障害などがみられます．

→ 腸管の血流不足は消化管運動の低下をきたし便秘を生じます．

瘀血：血の巡りが停滞した病態で，主として微小循環障害や，血液レオロジー異常を生じます．顔面の色素沈着，眼輪部のくま，粘膜の暗赤紫化，月経異常などの症候を認めます．腹診において，特徴的な圧痛点を認め，診断の助けとなります．

→ 便秘自体を瘀血と捉えて治療する場合があります．

水毒：生体の栄養・代謝などの物質的側面を支える水に異常をきたした病態で，浮腫やめまい，水様下痢などの症状を呈します．天候の悪化で体調をくずしたり，車酔いしやすかったりなどの徴候を認めます．舌の腫大や歯痕は水毒を示唆する重要な所見です．腹診において，上腹部を叩くとポチャポチャと音がすることがあります（振水音）．

→ 腸管内の津液不足は便秘（硬便）を生じます．

「便秘」四大処方を学ぼう！

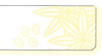

処方薬解説 ❶　通導散

　原典では打撲で血腫などの瘀血が生じた場合に用いられていた漢方薬です．むち打ちの刑の救済薬として使用されていた歴史があります．現代では，捻挫や打撲などの回復促進として整形外科領域でしばしば用いられます．大黄・芒硝を含むため，便秘を伴った瘀血病態に応用されています．厚朴・枳実・陳皮など理気薬（＝気を巡らせる生薬）を含むため，気滞の病態にも対応します．月経不順や子宮筋腫などで，便秘を伴う瘀血を呈した場合にはよい適応です．活血効果を強化したい場合は，桃仁・牡丹皮を含む桂枝茯苓丸を併用して使用することもあります．

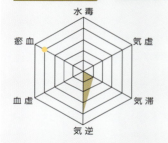

処方薬解説 ❷　桃核承気湯

　下剤として用いる調胃承気湯（構成生薬：大黄・甘草・芒硝）に，桂皮と桃仁を加えた処方構成になっており，瀉下作用を有する駆瘀血剤の代表処方の1つです．桂皮・甘草の組み合わせが加わることにより，のぼせやほてりなどの気逆病態に適応となります．比較的体力の充実した便秘の方に用いることが一般的で，月経困難症，過多月経，更年期障害，月経不順など婦人科領域の疾患に有効です．一方，焦燥感や精神不穏といった精神症状にもしばしば適応となります．抗うつ薬の副作用による便秘に用いることで，便秘の改善ばかりではなく精神安定の効果も期待できます．腹診において，左下腹部に抵抗・圧痛（小腹急結）を認めることは，本方を用いる際の指針になります．

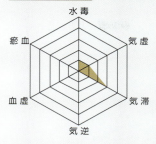

処方薬解説❸ 調胃承気湯

腸管刺激性下剤の大黄と，便を軟らかくする芒硝が配合され，甘草が加わることで薬性を緩和し，腹痛を軽減する効果があります．大黄と甘草が配合された大黄甘草湯は大黄量が4g，調胃承気湯は大黄量が2gと，腸管刺激作用が比較的マイルドになっています．さらに塩類下剤である芒硝が加わることで，大黄甘草湯よりバランスのよい便秘薬となっています．陽証で実証タイプの便秘薬としては第一選択薬と考えます．

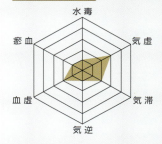

処方薬解説❹ 桂枝加芍薬大黄湯

比較的体力のない人で，腹部膨満し，腸管内の停滞感や腹痛がある場合に用います．基本となる漢方薬は桂枝加芍薬湯（けいしかしゃくやくとう）であり，腸管運動を調整する作用を有しています．桂枝加芍薬湯に大黄2gを付加したものが桂枝加芍薬大黄湯であり，慢性便秘で腹力が軟弱な人によい適応となります．腹診における腹直筋の緊張は，本方を用いる指針となり，主にけいれん性便秘に有効です．腹部に冷えがあり膨満感を伴う場合は，大建中湯（だいけんちゅうとう）を併用する場合もあります．

「便秘」四大処方の使い分け

今回解説した4処方に対する，便秘を訴える人の分布を図Ⅱ-8-1に示します．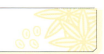横軸には陰陽の病態を，縦軸には便秘を訴える人の割合をとっています．陽とは熱性，活動性，発揚性の状態を意味します．一方，陰とは，寒性，非活動性，沈滞性の状態を意味します．今回の4処方においては，通導散，桃核承気湯，調胃承気湯は陽の病態に，桂枝加芍薬大黄湯は陰の病態にそれぞれ適応になります．便秘を伴う病態は実と捉えることが一般的であり，抗病力の有無をみる虚実の視点からは，桂枝加芍薬大黄湯は虚実間証に，通導散，桃核承気湯，調胃承気湯は実証に適応となります．

先ほどの症例を考察してみましょう．まず陰陽については，暑がりで，のぼせ感があり，冷たい水を好むことから陽証と判断します．虚実は，脈力は中間で，腹力がやや硬いことから虚実間〜実証と考えます．気血水では，のぼせ感，発作性の拍動性頭痛からは気逆を，月経不順や腹証での両側臍傍圧痛，S状結腸部圧痛からは瘀血を考えます．以上，陽証で虚実間〜

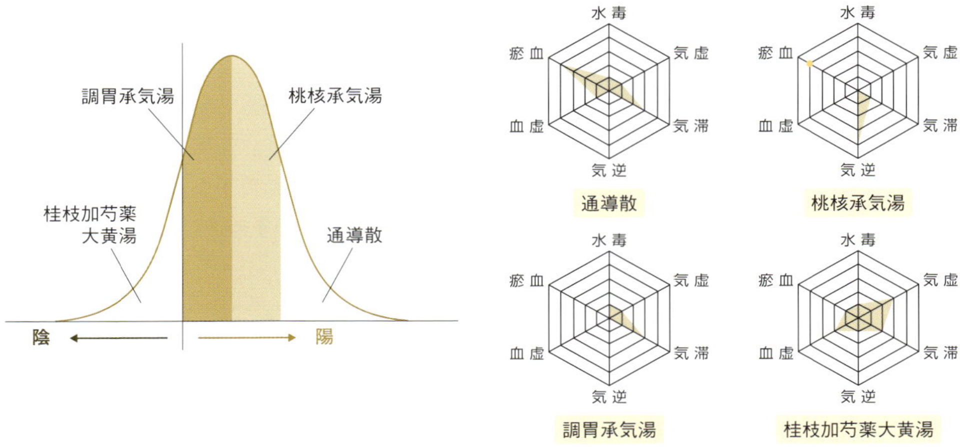

Ⅱ　症候から考える処方プロセス

図Ⅱ-8-1　便秘を訴える人の分布

実証で気逆・瘀血の病態と考えます．陽証と判断した場合，陰証に用いる桂枝加芍薬大黄湯は除外され，桃核承気湯，調胃承気湯，通導散が鑑別にあがります．閉経間近の時期で，のぼせ感や頭痛を伴い，瘀血病態であることからは桃核承気湯と通導散が選択されます．桃核承気湯と通導散は瘀血病態とともに，気の異常に対しても適応となる方剤です．一般的には桃核承気湯は気逆に，通導散は気滞に用いられることが多い方剤であり，本症例は気逆を伴った病態であるため，桃核承気湯を選択しました．桃核承気湯を服用直後から便が毎日出るようになり，「こんなにスッキリ便が出るのは30年ぶり」と話をされた．その後も良好な排便が得られるようになり，ときどき昼に飲み忘れがあるものの排便は良好とのことであった．さらには，発作性頭痛も認めなくなり，経過良好のため現在は1日2回の服用で同薬を継続中である．

───── より理解を深めるためのワンポイント ─────

陽明病期

　漢方医学には六病位という概念があり，患者が現す病態を陰証（＝寒の病態）と陽証（＝熱の病態）という2つの病態に分けて治療薬を選択します．陽証はさらに太陽病期，少陽病期，陽明病期という3つのステージに分類します．闘病反応が身体の体表面にある場合を太陽病期といい，闘病反応が持続した場合には病期のステージは少陽病期や陽明病期に進行していきます．体の内部（裏）にまでステージが進んだ病期を陽明病期といいます．陽明病期では，生体との闘病反応が強いため，熱が主体となる病態です．症状としては，強い熱感や発汗，腹満，便秘などが現れるのが特徴です．陽明病期の治療は，裏にこもった熱をとり除くことを目的とします．便秘や腹満は消化管に熱がこもった病態と考え，瀉下薬である大黄を用いて治療します．

「便秘」の処方を復習しよう！

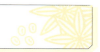

症例❶

- 24歳，女性．会社員．身長167 cm，体重62 kg．
- 主訴は，便秘．
- 高校生の頃から便秘があり，3〜4日に1回の排便であった．排便頻度が低いものの腹部症状がないためそのまま放置していた．大学に進学した頃から便秘がひどくなり，月に2〜3回市販の刺激性下剤（センナ系下剤）を服用するようになった．排便は通常4〜5日に1回であり，1週間排便がないこともある．数日前に，1週間排便がないため，常用している市販の刺激性下剤を服用したところ，腹痛がひどくトイレから出られなくなった．排便後腹痛は軽減したものの，市販の刺激性下剤を服用するのが怖くなり，緩下剤を試したが排便がないため，漢方治療を希望し当院を受診となった．便秘がひどく1週間以上出ないことがある，兎糞状の便が出る，首から上に汗をかきやすい，手のひらに汗をかく，暑がりである，足の裏がほてる，シミが増えた，月経は順調だが，月経時に凝血塊が出ることがある．
- 脈はやや沈で，脈力は中間．舌は正常紅で，乾燥した微白苔を被る．腹力はやや硬く，両側臍傍圧痛，S状結腸部と回盲部に圧痛を認めた．

着眼ポイント 陽証で，気逆・瘀血を伴う便秘．

症例❷

- 72歳，女性．美容師．身長156 cm，体重56 kg．
- 主訴は，両上肢のしびれ，便秘．
- 1年ほど前から両上肢にしびれを自覚するようになった．昼間はあまりしびれを感じないが，夜寝て数時間たつと両上肢にしびれを自覚する．近医内科で関節リウマチを含め血液検査を実施したが，異常所見は認めなかった．整形外科でもX線撮像などを施行したがやはり異常なしとの結果であった．リリカ®の内服と整体での治療を受けているが症状に変化がなく，漢方治療を希望し当院を受診となった．しびれとは別に以前から便秘があり，かかりつけ医より刺激性下剤の処方を受けたが，スッキリと便が出ることがなく，そちらも併せて漢方でよくならないかとの相談もあった．足腰が重い，ささいなことが気になる，排便は2〜3日に1回でスッキリでない，眠りが浅い，上半身ことに顔面にのぼせがくる，手のほてりがある，締めつけられるような頭痛がある，顔にシミが目立つ，喉につかえ感がある，胸の奥が痛むことがある，何となくためいきをつきたくなる，腹が張ることがある，痔の気がある．

Ⅱ　症候から考える処方プロセス

● 脈はやや沈で，脈力はやや実．舌は正常紅で，乾燥した微白苔を被る．腹力は硬く，両側臍傍圧痛，Ｓ状結腸部圧痛，回盲部圧痛を認めた．

着眼ポイント 陽証で，気滞・瘀血を伴う便秘．

症例❸

● 52歳，女性．会社員．身長160 cm，体重45 kg．

● 主訴は，便秘．

● もともと便秘症であり，近医で麻子仁丸を処方され不定期に服用していた．冬場になり寒くなったためか便通が悪くなり，麻子仁丸を服用してもスッキリした排便がなく，むしろ腹痛や腹満感があるとのことで内服を中止した．市販の酸化マグネシウムや整腸剤を服用しても2～3日に1回の排便であり，便秘のためお腹が苦しいとのことで当院を受診となった．便がスッキリ出ない，汗をかきやすい，寝汗をかく，寒がりである，手足が冷える，腰から下が冷える，熱い風呂が好き，ガスがよく出る，よくこむら返りがある．

● 脈はやや沈で，脈力はやや弱．舌は正常紅で，湿潤した微白苔を被る．腹力は軟弱で両側腹直筋の緊張があり，両側臍傍圧痛を認めた．

着眼ポイント 陰証の便秘で，腹痛や腹満感を伴う．

症例❹

● 67歳，男性．事務職．身長172 cm，体重75 kg．

● 主訴は，左上下肢不全麻痺，便秘．

● 脳梗塞の既往があり，降圧剤や抗血小板薬などを総合病院脳神経外科より投与されていた．脳梗塞後遺症としての左上下肢不全麻痺があり，再発予防も含め漢方治療を希望され，脳神経外科より当院へ紹介受診となった．普段より便秘傾向であり，気張らないと排便がないとのことで漢方による治療の希望であった．疲れやすい，気分がイライラする，硬い便が出る，兎糞のような便が出る，排便は2～3日に1回程度，暑がりでのぼせることがある．

● 脈は浮沈中間で，脈力も中間．舌は正常紅で，乾燥した微白苔を被る．腹力はやや充実し，両側臍傍圧痛，小腹不仁を認めた．

着眼ポイント 陽証で実証の便秘．

➤文献
1) 日本消化器病学会（編）：便通異常症診療ガイドライン2023 ―慢性便秘症，南江堂，2023．

症例に処方した漢方薬

症例❶：桃核承気湯

服用後から3日に1回排便を認めるようになった．とくに腹満や腹痛を自覚することがなく，比較的スッキリとした排便を認めた．同薬の継続で，週1〜2回排便がないときはあるが，ほぼ毎日便が出るようになった．26歳で結婚し妊活のため，酸化マグネシウムを併用しながら桃核承気湯の減量を行った．その後妊娠が判明．妊娠中は当帰芍薬散を基本薬とし，酸化マグネシウムや桃核承気湯などを併用しながら無事元気な赤ちゃんを出産した．その後，桃核承気湯を再開し現在も2回/日で服用を継続している．

症例❷：通導散

服用直後よりスッキリした排便があると喜ばれた．両上肢のしびれに関してはとくに変化はなかったが，便通が良好とのことであり同薬を継続した．2ヵ月ほど経過した頃から両上肢のしびれが軽減したとのことであり，リリカ®の内服は中止とした．その後もしびれは経過良好であったが，軟便傾向になってきたとのことであり，通導散を日に2回服用へ減量した．その後もしびれの再発はなく，排便も良好であり，現在も同薬を続服中である．

症例❸：桂枝加芍薬大黄湯

麻子仁丸で腹痛・腹満を認めることから，桂枝加芍薬大黄湯を1日1包で，眠前服用から開始をした．服用直後から腹痛もなく，スッキリと排便があったとのことであった．その後，桂枝加芍薬大黄湯を切らしたら再度便秘になったとのことで再来．その後は眠前1包のみの服用で排便は良好とのことであり，現在も同薬を継続中である．

症例❹：桂枝茯苓丸＋調胃承気湯

脳梗塞再発予防目的に，駆瘀血剤として桂枝茯苓丸を開始した．便秘に対しては調胃承気湯1包を眠前1回の内服で併用した．服用後から便秘はやや改善したものの，まだ強く気張らないと排便がないとのことであり，調胃承気湯を眠前に2包服用に増量した．その後は排便がスムーズにあるとのことであり，現在も同薬を継続中である．

9 ▶ 下 痢

✓ 下痢に対する漢方治療のポイント

① 下痢治療に際し，まずは陰陽の観点から処方薬の選択を検討する．
② 熱症状を伴う下痢には黄連・黄芩を含む半夏瀉心湯を用いる．
③ 冷え症状を伴う下痢に対しては，消化機能を助ける作用をもつ啓脾湯を選択する．
④ 下痢を消化管内の余分な水分の停滞と考え，水毒の存在を考慮し処方薬を選択する．
⑤ 水毒を伴う下痢には，五苓散や胃苓湯の処方を検討する．
⑥ 下痢はあくまで全身状態の一徴候としてとらえ処方薬を選択する．

症例

- 16歳，男性．高校1年生．身長175 cm，体重78 kg.
- 主訴は，下痢，腹痛（過敏性腸症候群）.
- 中学3年生のときに友人とトラブルがあり，その頃から下痢と腹痛を自覚するようになった．朝起きて学校へ行くまでに3〜4回腹痛があってトイレに行く．学校でも便意が続くため4〜5回トイレに行き，排便すると一時的に腹痛はおさまる．複数の医療機関を受診し，過敏性腸症候群との診断で治療を受けたが症状は持続した．現在は市販の整腸剤（ビオフェルミン®）を服用しているが症状の改善は得られず，漢方治療を希望し当院を受診となった．
- 疲れやすい，気力がない，物事に驚きやすい，気分がイライラする，何となく気分が落ち着かない，ささいなことが気になる，ひどく下痢する，寝汗をかく，暑がりである，口がねばる，冷たい水を好む，お腹がゴロゴロいうことがある，ガスがよく出る．
- 脈は浮沈中間で，脈力は中間．舌は正常紅で，乾燥した微白苔を被る．腹力は中等度で，心窩部の抵抗・圧痛があり，両側腹直筋の軽度緊張を認める．

下痢に対する漢方薬の選び方について考えてみましょう．今回下痢の治療薬として，半夏瀉心湯，五苓散，胃苓湯，啓脾湯という4つの漢方薬について解説します．

下痢に対する漢方薬を選択する際には，急性期なのか慢性期なのか，あるいは熱を伴う病態なのか寒を伴う病態なのかを鑑別することが重要です．現代医学的には厳密な下痢の定義はなく，「大便中の水分が増加した状態で，固まっていない便が1日に何度も排出される」ことを下痢と呼んでいます．また，発症からおおむね1週間以内に症状が落ち着くものを急性下痢，1ヵ月以上続くものを慢性下痢と分類します．急性期の下痢に対しては，

現代医学的な診断が優先され，腹痛，発熱，悪心・嘔吐などの随伴症状や，下痢症状出現の機転や背景など詳細な病歴の聴取が必要となります．ところが，現代医学的診断がついた場合においても止痢剤の有効性が乏しかったり，感染症に伴う下痢に対しては，病原体の腸内貯留を起こしてしまうという観点から，止痢剤の使用は控えなければならなかったりで，有効な治療薬がないのが現状です．そのため，体全体の病態を捉えて処方薬の選択を行う漢方治療は，有用な治療手段と考えます．

　急性期の下痢は，感染症が原因となることが多く，熱の病態（＝陽証）を呈することが多いと考えられ，陽証に用いる漢方薬からの選択となります．下痢における陰陽の見分け方を表Ⅱ-9-1に示します．今回の4処方において陽証に適応となる漢方薬は，半夏瀉心湯，五苓散，胃苓湯です．これらの漢方薬を使い分けるためには，構成生薬の理解が必要となります．表Ⅱ-9-2に4処方の構成生薬（分量）と薬能を示します．半夏瀉心湯には，清熱作用をもつ黄連・黄芩を含むため，炎症を伴う下痢に対して有効です．一方，五苓散は利水薬を多く含むため，水毒を伴う下痢に対して適応となります．下痢は消化管内に余分な水分が停滞した病態と考えることができ，とくに「小児の吐き下し」には五苓散はよい適応です．ただし，五苓散には清熱剤が含まれていないため，炎症を伴う下痢に対しては，清熱薬である柴胡・黄芩を含む小柴胡湯を合方した（＝2つの漢方薬を合わせた）柴苓湯を選択します．胃苓湯は五苓散と平胃散を合方した方剤ですが，五苓散の構成生薬分は減量され，補気（＝気を補う）や理気（＝気をめぐらせる）の作用をもつ生薬が多数含まれています．そのため，胃腸の働きを補いながら水様性下痢を改善する効果があり，食あたりや急性胃腸炎に有効です．

　慢性期の下痢についても，急性期の場合と同様に，現代医学的診断が優先されます．ただし，各種検査でも異常を指摘されないことが多く，その際には西洋医学的な薬物治療の

表Ⅱ-9-1　下痢における陰陽の見分け方

陽証の下痢	陰証の下痢
炎症性で時に血液や膿などを排出 裏急後重を伴う激しい下痢 下痢に伴う肛門の灼熱感 強い便臭	経過が慢性的で熱状に乏しい下痢 裏急後重を伴わない 不消化の下痢便で，肛門の灼熱感を伴わない 便臭が少ない 裏寒を伴う

表Ⅱ-9-2　4処方の構成生薬（分量）と薬能 (g)

生薬	黄連	黄芩	半夏	人参	甘草	大棗	生姜	白朮	乾姜	蒼朮	茯苓	沢瀉	猪苓	厚朴	陳皮	桂皮	山薬	蓮肉	山査子
薬能	清熱		化痰	補脾・補気					温熱	利水				理気		解表降気	滋養		消食
半夏瀉心湯	1.0	2.5	5.0	2.5	2.5	2.5			2.5										
五苓散										3.0	3.0	4.0	3.0			1.5			
胃苓湯					1.0	1.5	1.5	2.5		2.5	2.5	2.5	2.5	2.5	2.5	2.0			
啓脾湯				3.0	1.0					4.0	4.0	2.0			2.0		3.0	3.0	2.0

Ⅱ　症候から考える処方プロセス

表Ⅱ-9-3　4処方の特徴

漢方薬	陰　陽	虚　実	気血水	特徴的な徴候
半夏瀉心湯	陽	虚実間	気虚	裏急後重あり，グル音亢進 過敏性腸症候群
五苓散	陽	虚実間	気逆＜水毒	水様性下痢，口渇あり 小児の吐き下し
胃苓湯	陽	虚実間	気虚・気滞＜水毒	水様性下痢，心窩部不快，腹満 急性胃腸炎，食あたり
啓脾湯	陰	虚	気虚・気滞＞水毒	胃腸虚弱，食欲不振，腹満 裏急後重なし，冷えで下痢

選択肢が乏しいため，漢方薬の使用を考慮します．慢性期においても寒熱の病態把握は重要であり，陽証の下痢に対しては半夏瀉心湯や胃苓湯を，陰証の下痢に対しては啓脾湯を選択します．半夏瀉心湯は清熱薬である黄連・黄芩のほか，人参などの補気薬や温熱薬である乾姜を含むため，慢性的な下痢にも対応することができます．とくに不安や不眠などの精神神経症状を伴う，下痢型過敏性腸症候群に対しては第一選択薬となります．胃苓湯は水毒の代表的治療薬である五苓散と，健胃や消化を助ける生薬を含む平胃散の合方であり，過食による消化不良を起こした場合の下痢に有用です．陰証の人はもともと消化機能が低下していることが多く，食欲不振や冷えによる下痢を自覚することがあります．啓脾湯には補気剤の代表である四君子湯（人参・甘草・蒼朮・茯苓）や，利水薬である沢瀉，滋養を高める山薬・蓮肉，食物の消化を助ける山査子が含まれるため，慢性期の陰証の下痢には第一選択となる漢方薬です．表Ⅱ-9-3に4処方の特徴を示します．

　下痢に対する漢方治療は，単に下痢だけに視点を置くのでになく，生体全体の機能回復を図ることを主眼とします．そのため，画一的に処方薬を選択するのではなく，それぞれの病態に合った漢方薬を処方することが重要です．そうすることで，下痢症状はもとより，体調の回復に役立つこととなります．

　今回提示した「半夏瀉心湯」，「五苓散」，「胃苓湯」，「啓脾湯」の特徴を，6つの病態のレーダーチャートで示し解説します．レーダーチャートの各頂点は後述の気血水理論の6つの病態に対応しています．頂点の外側にプロットされていればいるほど，その病態に対して効果を発揮することを意味します．

気虚：生命を維持するエネルギーである気が不足した病態で，元気がない，気力がないなどの精神活動の低下，全身倦怠感，風邪をひきやすい，内臓下垂，性欲の低下などの症状がみられます．
→ 気の不足は消化機能を低下させ下痢を生じます．
気滞：気の流れが停滞した病態で，咽喉や胸部の閉塞感，腹部膨満感，気分がふさぐ，抑うつ傾向など，気が停滞した部位に閉塞感を訴えることがあります．
→ 精神的ストレスにより気が停滞し下痢や腹満を生じることがあります．

気逆：身体中心から末梢へ，上半身から下半身へ巡るべき気が逆走した病態で，動悸・咳嗽・顔面紅潮・嘔吐・四肢の冷えなどが発作的に現れます．腹診において，臍の上部に大動脈の拍動を触れることがあります．
→ 嘔吐を伴う下痢は気逆を考慮し治療します．

血虚：生体の栄養・代謝などの物質面を支える血の量に不足を生じた病態で，貧血症状，顔色不良，皮膚の乾燥，こむら返り，爪の異常，知覚異常，睡眠障害などがみられます．
→ 慢性的に下痢が持続することで血が消耗し血虚を呈することがあります．

瘀血：血の巡りが停滞した病態で，主として微小循環障害や，血液レオロジー異常を生じます．顔面の色素沈着，眼輪部のくま，粘膜の暗赤紫化，月経異常などの症候を認めます．腹診において，特徴的な圧痛点を認め，診断の助けとなります．
→ 慢性炎症を伴う下痢は瘀血の併存を考慮し治療します．

水毒：生体の栄養・代謝などの物質的側面を支える水に異常をきたした病態で，浮腫やめまい，水様下痢などの症状を呈します．天候の悪化で体調を崩したり，車酔いしやすかったりなどの徴候を認めます．舌の腫大や歯痕は水毒を示唆する重要な所見です．腹診において，上腹部を叩くとポチャポチャと音がすることがあります（振水音）．
→ 下痢は余分な水分が便に含まれた状態であり水毒を考慮し治療します．

「下痢」四大処方を学ぼう！

処方薬解説❶　半夏瀉心湯

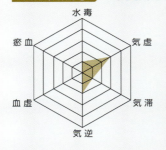

みぞおちがつかえ，時に悪心，嘔吐があり，胸やけ，ゲップ，食欲不振を訴える場合に用います．軟便または下痢傾向があり，グル音の亢進がみられることは本方の使用目標となります．ストレスに関連する不安・不眠などの精神神経症状にも対応するため，神経性胃炎や下痢型過敏性腸症候群には第一選択薬となります．感染性・非感染性に関わらず，陽証の下痢に対して適応となり，飲酒後の下痢などにも効果があります．腹診における心下痞鞕（＝心窩部の抵抗・圧痛）は，本方の特徴のひとつです．本方はフッ化ピリミジン系抗がん薬の粘膜障害に対して有効であるとの報告[1]があります．

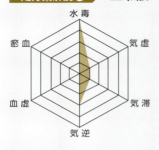

処方薬解説❷　五苓散

水毒に用いる代表薬です．身体の体液量のバランスを調節する作用があります．暑気あたりや下痢などによる体液不足の病態にも，胃内停水，浮腫などによる体液過多の病態にも用いられます．余分な水分は利尿して排出し，嘔吐，下痢などで脱水となった場合には，嘔吐，下痢症状を緩和し，消化管からの水分の吸収を助けます．小児における急性期の下痢に対しては第一選択薬と考えます．

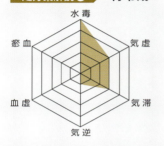

処方薬解説❸　胃苓湯

水様性の下痢，嘔吐があり，口渇，尿量減少を伴う場合に用います．平胃散と五苓散の合方ではあるものの，五苓散の構成生薬のなかの利水作用をもつ生薬の分量が少なめになっています．また，甘草が加わることで，五苓散の体液調節作用は減弱されます．脾を補う作用をもつ生薬が多く含まれるため，五苓散に補脾作用が追加された処方構成になっています．また，理気薬である厚朴・陳皮を含むため，腹部膨満感や排ガスが多いなどの腹部症状にも対応します．

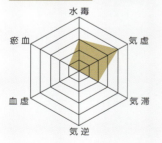

処方薬解説❹　啓脾湯

胃腸虚弱な人で，やせて，顔色が悪く，食欲がなく，下痢の傾向がある場合に用います．陰証の下痢が適応であり，裏急後重を伴わず，便の性状が泥状ないし水様の場合に用います．陰の病態で慢性化した下痢の方には第一選択薬となります．もともと胃腸虚弱の方が，冷えや食べ過ぎなどのため消化機能が衰え，下痢・軟便を呈する病態に適応となります．補脾作用のある四君子湯の構成生薬のほか，補腎作用をもつ山薬・蓮肉を含むため，脾腎両虚の病態にも適応となります．

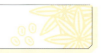

「下痢」四大処方の使い分け

　今回解説した4処方に対する，下痢を訴える人の分布を図Ⅱ-9-1に示します．横軸には陰陽の病態を，縦軸には下痢を訴える人の割合をとっています．陽とは熱性，活動性，発揚性の状態を意味します．一方，陰とは，寒性，非活動性，沈滞性の状態を意味します．今回の4処方においては，半夏瀉心湯，五苓散，胃苓湯は陽の病態に，啓脾湯は陰の病態にそれぞれ適応になります．下痢症状を訴える人の多くは，抗病力の有無をみる虚実の視点からは虚証の人が多く，半夏瀉心湯，五苓散，胃苓湯は虚実間証に，啓脾湯は虚証に適応となります．

　先ほどの症例を考察してみましょう．まず陰陽については，暑がりで，口がねばる，冷たい水を好むことから陽証と判断します．虚実は脈力，腹力とも中間であることから虚実間証と考えます．気血水では，疲れやすい，気力がない，寝汗をかくことからは気虚が，何となく気分が落ち着かない，ささいなことが気になることからは気滞が，物事に驚きやすい，気分がイライラすることからは気逆が示唆されます．以上，陽証で虚実間証，気虚・気滞・気逆の病態と考えます．陽証と判断した場合，陰証に用いる啓脾湯は除外され，半夏瀉心湯，五苓散，胃苓湯が鑑別にあがります．下痢の要因が精神的なことが機転となっていること，裏急後重を伴う下痢であること，グル音亢進を認めることなどから半夏瀉心湯を選択しました．五苓散，胃苓湯は水毒徴候がある場合に用いる方剤であり，本症例において水毒は明らかでないため除外しました．半夏瀉心湯を服用後から排便回数が減少し，形のある便もたまに出るようになりました．その後も同薬を継続したところ，排便回数や下痢症状が改善したため，現在も同薬を継続中です．

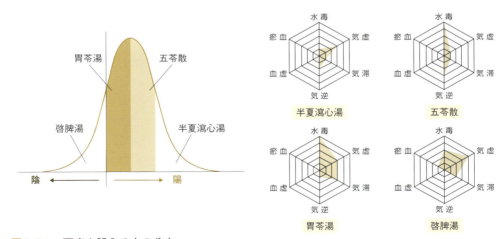

図Ⅱ-9-1　下痢を訴える人の分布

―――― より理解を深めるためのワンポイント ――――

水　毒

　水は生体の栄養・代謝などの物質的側面を支える透明の液体と定義されます．水に異常をきたした病態を，水毒あるいは水滞といいます．水毒と水滞は同義語と理解されますが，厳密には使い分けるべきと考えます．水の循環が滞った病態を水滞といい，水に関連する異常全般を水毒と表現します．日本漢方においては，一般的に水の異常は水毒とのみ表現しますが，水毒は大きく水滞と津液不足の2つの病態に分けて考えると，水の異常を考えやすくなります[2]．つまり水毒には「水不足」と「水過剰」という，相反する病態が含まれることとなります．薬理学的研究において，水毒の代表薬である五苓散は，細胞膜にあるアクアポリン（AQP）を介して水分代謝が行われているという報告があります[3]．つまり，五苓散は細胞内の水の出し入れに関与する薬剤であり，下痢治療に際しても，消化管内の余分な水分を排出させたり，下痢によって喪失した水を細胞内に保持したりと，相反する作用をもつ独特の薬理効果のある薬剤といえます．

「下痢」の処方を復習しよう！

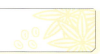

症例❶

- 39歳，女性．会社員．身長156 cm，体重45 kg．
- 主訴は，下痢．
- もともとお腹が弱いタイプで，下痢をすることが多かった．2年ほど前から下痢症状の悪化があり，とくに月曜日の朝出勤時に下痢，腹痛を自覚するようになった．お腹にガスがたまりやすくなり，お腹がゴロゴロいうのも気になる．漢方薬がよいと思い当院を受診となった．疲れやすい，気力がない，下痢する，眠りが浅い，暑がりで寒がり，手足が冷える，ゲップが出る，ガスが多い，腹がゴロゴロいうことがある．月経は順調で月経痛もなし．仕事場の人間関係でストレスを感じている．
- 脈はやや沈で，脈力はやや弱．舌は正常紅で，乾燥した微白苔を被る．腹力は中等度で，心窩部の圧痛があり，両側腹直筋の軽度緊張，両側臍傍圧痛を認めた．

着眼ポイント 過敏性腸症候群で陽証の下痢．

症例❷

- 46歳，女性．事務職．身長158 cm，体重44 kg．

9 下痢

- 主訴は，胃腸が弱い，下痢，冷え．
- 幼少期から胃腸が弱く，胃もたれしたり，お腹をこわしたりした．2〜3年前から胃腸の調子が悪く，朝食後に胃痛や下痢を自覚するようになった．とくに体が冷えると必ず下痢する．漢方薬による治療がよいと思い当院を受診となった．疲れやすい，気力がない，気分がすぐれない，ささいなことが気になる，ひどく下痢する，寒がりである，熱い風呂が好き，よく立ちくらみする，胸やけしやすい，月経は順調で月経痛もなし．
- 脈はやや沈で，脈力は弱．舌は正常紅で，湿潤した白苔を被る．腹力は軟弱で，心窩部に圧痛を認めた．

着眼ポイント 胃腸虚弱で陰証の下痢．

症例❸

- 11歳，女児．小学6年生．身長152 cm，体重46 kg.
- 主訴は，頭痛，腹痛・下痢．
- 小学4年生頃に学校でトラブルがあり，その後から頭痛や腹痛・下痢を自覚するようになった．朝起きると頭痛・腹痛があり，トイレで下痢便が出ると腹痛は楽になる．児童精神科を受診したところ，自閉スペクトラム症気味と診断され，頭痛時の鎮痛剤のみ投与された．小学5年生頃からは日中も頭痛を自覚するようになり，保健室で休むことが多くなった．とくに天候悪化時に頭痛を自覚することが多く，鎮痛剤の服用で対応している．最近，症状が持続し学校を休みがちになることから，漢方薬による治療を希望し当院を受診となった．気分がイライラする，何となく気が落ち着かない，ささいなことが気になる，下痢する，背中が急に熱くなったりする，冷たい水が好きでよく飲む，ズキズキとした頭痛が発作的に起こる，天候悪化時に頭痛がある，連日頭痛があり鎮痛剤を毎日服用している，どことなく腹が痛む，月経周期は順調，月経痛があり鎮痛剤を必要とする．
- 脈はやや浮で，脈力はやや弱．舌は正常紅で，腫大・歯痕があり，乾燥した微白苔を被る．腹力は中等度で，上腹部を叩くとポチャポチャと音がする．

着眼ポイント 陽証の頭痛・下痢で，水毒あり．

症例❹

- 43歳，女性．事務職．身長165 cm，体重84 kg.
- 主訴は，下痢．
- もともと下痢しやすく，下痢のときは市販の半夏瀉心湯を服用していた．2ヵ月前から下痢が持続していて，いつものように半夏瀉心湯を服用しても症状は持続した．1ヵ月前に風邪症状があり，その後も軽い咳や痰を自覚した．そん

109

な折に，子どもの運動会と月経が重なり体調を崩した．その後から下痢が悪化し頭痛や体の熱感なども認めるため，漢方治療を希望され当院を受診となった．疲れやすい，気力がない，何となく気分がすぐれない，何となく気が落ち着かない，車酔いしやすい，ひどく下痢する，眠りが浅い，体に熱感がある，口渇がある，こめかみが痛む，下肢がむくむ，月経は順調．

- 脈は浮沈中間で，脈力はやや弱．舌は腫大・歯痕があり，乾燥した白黄苔を被る．腹力はやや軟弱で，両側臍傍圧痛あり，心窩部を叩くとポチャポチャと音がする．

着眼ポイント 陽証の下痢で気の異常を伴う水毒の病態．

➤ 文献

1) Matsuda C, et al：Double-blind, placebo-controlled, randomized phase Ⅱ study of TJ-14 (Hangeshashinto) for infusional fluorinated-pyrimidine-based colorectal cancer chemotherapy-induced oral mucositis. Cancer Chemother Pharmacol, 76：97-103, 2015.
2) 谷川聖明：がんばる女性をサポートする漢方処方のプロセス, 南山堂, 2023.
3) 磯濱洋一郎：五苓散のアクアポリンを介した水分代謝調節メカニズム, 漢方医, 35：186-189, 2011.

症例に処方した漢方薬

症例❶：半夏瀉心湯
服用後から腹部の不快感が少なくなり，下痢の頻度も軽減した．約4ヵ月の服用で下痢が気にならなくなり，さらに転職したことで腹部症状は軽減した．その後も経過良好のため，約半年間の内服で廃薬とした．

症例❷：啓脾湯
服用後から下痢をすることがほとんどなくなり，お腹の調子もよい．その後も胃部症状や下痢を自覚することがなく経過良好のため，現在も同薬を続服中である．

症例❸：五苓散
服用後から頭痛がほとんどなくなり，毎日のように服用していた鎮痛剤が必要なくなった．腹部症状も以前に比べたら楽になり，あまり下痢もしなくなった．その後も経過良好であり，五苓散を減量しながら，約3ヵ月の服用で廃薬とした．

症例❹：胃苓湯
服用後すぐに下痢は軽減し，体の熱感や頭痛も改善した．2週間ほどの服用で体調が改善し，その後は下痢がひどいときに同薬を服用しており，薬が切れるときに当院を再診している．

10 ▶ 過敏性腸症候群

✅ 過敏性腸症候群に対する漢方治療のポイント

① 腹痛や便通異常の原因が，脾の失調か肝の失調かの鑑別をする．
② 脾の失調と判断した場合は芍薬や人参を含む漢方薬を選択する．
③ 腹痛・腹部膨満を主症状とする病態には，芍薬を含む桂枝加芍薬湯や小建中湯を，腹部の冷えが主病態の場合は人参・乾姜を含む大建中湯を選択する．
④ 肝の失調と判断した場合，便秘型過敏性腸症候群には加味逍遙散を選択する．

◉ 症例

- 15歳，女児．中学3年生．身長153 cm，体重51 kg．
- 主訴は，腹痛・下痢，月経痛．
- 中学2年生の時にクラスでトラブルがあり心を痛めた．その頃から，疲労やストレスで腹痛・下痢を自覚するようになった．さらには月経痛も強くなり，婦人科を受診したところ低用量ピルが開始となった．今回，漢方薬による治療を希望し当院を受診となった．
- 疲れやすい，翌朝疲れが残る，気力がない，下痢をする，汗をかきやすい，寒がりである，手足が冷える，腹の張ることがある，どことなく腹が痛む，月経痛が強く低用量ピルを内服中．
- 脈はやや沈，脈力はやや虚．舌は正常紅で，湿潤した微白苔を被る．腹力は中等度で，両側腹直筋の緊張，両臍傍圧痛を認めた．

　過敏性腸症候群に対する漢方薬の選び方について考えてみましょう．今回，過敏性腸症候群の治療薬として，加味逍遙散，桂枝加芍薬湯，小建中湯，大建中湯という4つの漢方薬について解説します．

　過敏性腸症候群とは，精神的なストレスや自律神経バランスの乱れなどにより，腸の働きに異常が生じて，下痢や便秘などの排便異常を引き起こす病気のことです．過敏性腸症候群の原因は不明であるものの，腸の働きが脳からつながる神経と密接に関連すること（＝脳腸相関）が，過敏性腸症候群の発症に関わっているとする見解があります．過敏性腸症候群は，腹痛やお腹の張りなどとともに，下痢や便秘などの便通異常を引き起こし，便通異常の現れ方によって「下痢型」，「便秘型」，「混合型」の3つのタイプに分けられています．治療に際しては適切な治療薬がなく，軽症の場合は生活改善を行いながら経過をみていくこととなります．生活改善を行っても症状が改善しない場合や症状が強い場合には，薬物

Ⅱ 症候から考える処方プロセス

療法の適応となりますが，適切な治療薬がないのが現状で，時に抗うつ薬や抗不安薬の投与がなされることもあります．漢方治療は心身一如の医療を得意とするため，過敏性腸症候群の治療に対し，重要な治療手段のひとつと考えます．

過敏性腸症候群の漢方治療に際しては，脾（＝消化吸収を司る臓）の失調か，肝（＝精神活動を司る臓）の失調かを見きわめることが重要です．脾の働きが低下した病態と判断した場合は，人参や芍薬といった消化機能を改善する生薬を含む漢方薬を選択します．今回の4処方においては，脾の失調に対しては桂枝加芍薬湯，小建中湯，大建中湯が，肝の失調に対しては鎮静作用のある柴胡を含む加味逍遙散が，それぞれ選択されます．

腹痛や腹部膨満を主症状とする場合には，鎮痙作用のある芍薬を含む漢方薬を選択します．桂枝加芍薬湯と小建中湯には，芍薬が1日分の用量として6gと多く含まれており，腹痛を伴う過敏性腸症候群に対する代表薬と考えます．表Ⅱ-10-1に桂枝湯類の構成生薬とその分量を示します．風邪に用いられる桂枝湯は，桂皮，芍薬，生姜，大棗，甘草で構成されており，それぞれ4gずつの生薬が含まれています．桂枝加芍薬湯は桂枝湯と構成生薬は同じであるものの，桂枝加芍薬湯は芍薬の分量が6gと増量されているため，腹痛や腹部膨満などの腹部症状に適応となります．また，小建中湯は桂枝加芍薬湯に補脾薬（＝消化吸収作用を補う生薬）である膠飴が追加された構成になっており，桂枝加芍薬湯より補気の作用が強化された方剤と理解されます．その他の桂枝湯類については，表Ⅱ-10-1に記載した漢方薬を合わせて覚えておくとよいでしょう．黄耆建中湯は小建中湯に補気薬である黄耆が，当帰建中湯は桂枝加芍薬湯に補血薬である当帰が，桂枝加芍薬大黄湯は桂枝加芍薬湯に瀉下薬である大黄が追加され，それぞれの薬能が示す効果が期待できます．温薬である呉茱萸や細辛を含む当帰四逆加呉茱萸生姜湯も桂枝湯の類方であり，末梢循環を改善することで手足の冷えやしもやけに有効です．

大建中湯は人参を含む方剤であり，そのほか乾姜，山椒，膠飴といった温熱薬で構成されており，お腹を温めることで腹痛や消化機能を高める作用を発揮します．大建中湯は冷えを伴う排便異常に適応となる方剤であり，下痢型，便秘型，混合型すべての過敏性腸症候群に対し用いることができます．また，大建中湯の腹痛に対する効果は，腸管を温めて痛みを緩和する作用であり，芍薬のような鎮痙作用とは異なる作用機序によるものと考えます．

表Ⅱ-10-1　桂枝湯類の構成生薬と分量　　　　　　　　　　　　　　　（g）

生薬	桂皮	芍薬	生姜	大棗	甘草	膠飴	黄耆	当帰	大黄	木通	呉茱萸	細辛
桂枝湯	4.0	4.0	1.5	4.0	2.0							
桂枝加芍薬湯	4.0	6.0	1.0	4.0	2.0							
小建中湯	4.0	6.0	1.0	4.0	2.0	10.0						
黄耆建中湯	4.0	6.0	1.0	4.0	2.0	10.0	4.0					
当帰建中湯	4.0	5.0	1.0	4.0	2.0			4.0				
桂枝加芍薬大黄湯	4.0	6.0	1.0	4.0	2.0				2.0			
当帰四逆加呉茱萸生姜湯	3.0	3.0	1.0	5.0	2.0			3.0		3.0	2.0	2.0

加味逍遙散は広い意味の柴胡剤（＝柴胡を含む処方群）であり，肝の失調状態による便秘型過敏性腸症候群の代表薬です．肝の昂ぶりを抑える作用のほか，当帰・芍薬・牡丹皮など，血虚や瘀血を改善する生薬が含まれ，潤腸効果が期待できます．月経前や過度なストレスにより，腸管運動が過緊張となり便秘を呈した病態に効果を発揮します．

今回提示した「加味逍遙散」，「桂枝加芍薬湯」，「小建中湯」，「大建中湯」の特徴を，6つの病態のレーダーチャートで示し解説します．レーダーチャートの各頂点は後述の気血水理論の6つの病態に対応しています．頂点の外側にプロットされていればいるほど，その病態に対して効果を発揮することを意味します．

気虚：生命を維持するエネルギーである気が不足した病態で，元気がない，気力がないなどの精神活動の低下，全身倦怠感，風邪をひきやすい，内臓下垂，性欲の低下などの症状がみられます．

→ 脾の機能低下は気虚の病態を引き起こします．

気滞：気の流れが停滞した病態で，咽喉や胸部の閉塞感，腹部膨満感，気分がふさぐ，抑うつ傾向など，気が停滞した部位に閉塞感を訴えることがあります．

→ 腹部膨満や排ガス過多は気滞の病態と考えます．

気逆：身体中心から末梢へ，上半身から下半身へ巡るべき気が逆走した病態で，動悸・咳嗽・顔面紅潮・嘔吐・四肢の冷えなどが発作的に現れます．腹診において，臍の上部に大動脈の拍動を触れることがあります．

→ 発作性の腹痛やストレスよる腸管運動の過緊張は気逆の病態と考えます．

血虚：生体の栄養・代謝などの物質面を支える血の量に不足を生じた病態で，貧血症状，顔色不良，皮膚の乾燥，こむら返り，爪の異常，知覚異常，睡眠障害などがみられます．

→ 脾の機能低下は血虚の病態を引き起こします．

瘀血：血の巡りが停滞した病態で，主として微小循環障害や，血液レオロジー異常を生じます．顔面の色素沈着，眼輪部のくま，粘膜の暗赤紫化，月経異常などの症候を認めます．腹診において，特徴的な圧痛点を認め，診断の助けとなります．

→ 月経に伴う便通異常は瘀血の病態と考えます．

水毒：生体の栄養・代謝などの物質的側面を支える水に異常をきたした病態で，浮腫やめまい，水様下痢などの症状を呈します．天候の悪化で体調をくずしたり，車酔いしやすかったりなどの徴候を認めます．舌の腫大や歯痕は水毒を示唆する重要な所見です．腹診において，上腹部を叩くとポチャポチャと音がすることがあります（振水音）．

→ 腸管浮腫や水様性下痢は水毒の病態と考えます．

「過敏性腸症候群」四大処方を学ぼう！

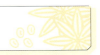

処方薬解説❶ 加味逍遙散

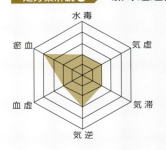

　比較的虚弱な人で疲労しやすく，精神不安，不眠，イライラなどの精神症状を訴える場合に用います．陽証で，気逆を伴う瘀血病態が適応であり，便秘傾向のある方に使用できます．腸管運動の過緊張により排便困難となった便秘型過敏性腸症候群にはよい適応です．また，月経に伴う便秘に対しても有効です．腹診上，柴胡剤を示唆する胸脇苦満，瘀血の特徴である臍傍圧痛，気逆の所見である臍上悸を認めることは，本方を処方する際の使用目標となります．加味逍遙散には山梔子（さんしし）という生薬が含まれますが，山梔子は長期間の服用で特発性腸間膜静脈硬化症の副作用が出現するという報告[1]があり，長期連用しないよう注意が必要です．

処方薬解説❷ 桂枝加芍薬湯

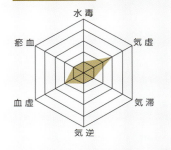

　風邪の治療薬である桂枝湯に，腸管運動を改善する芍薬を増量した方剤であり，腹痛やお腹の張りに有効です．センナ系瀉下剤の服用でお腹が痛くなる人に対し安全に使用することができます．本方に瀉下薬である大黄を加えたのが桂枝加芍薬大黄湯であり，刺激性下剤が必要な方にはこちらを選択します．過敏性腸症候群の患者を対象とした二重盲検ランダム化比較試験において，桂枝加芍薬湯がとくに下痢型において，腹痛を有意に改善させたとの報告[2]があります．腹診において，腹直筋の緊張を認め，時に胃部振水音を呈することもあります．

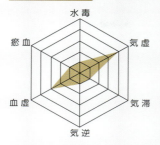

処方薬解説❸　小建中湯

桂枝加芍薬湯に膠飴を加えたものが小建中湯です．膠飴が加わることで，桂枝加芍薬湯よりも腹痛や腹部膨満感に対する効果が高まり，補気剤としての役割も大きくなります．建中湯の"中"とは中焦（＝横隔膜とへその間の領域）を指し，脾を整える効果が期待できます．慢性的な下痢や便秘はもとより，アレルギー疾患の改善にも効果を発揮します．水飴である膠飴が入るため甘くて飲みやすく，小児の虚弱体質の改善には第一選択薬となります．腹部の冷えが強い場合は，大建中湯と半量ずつ組み合わせた中建中湯として処方する場合があります．

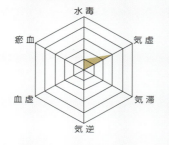

処方薬解説❹　大建中湯

お腹が冷えて痛む人の，下腹部痛，腹部膨満感などに用います．胃腸が寒に侵され，腸管の蠕動が失調した病態に対し，腸管を温めて胃腸の働きを活発にする効果があります．冷たいものの摂取や気温低下からくる腹部の痛みや張りを改善します．腹診において腹力は軟弱で，腹壁が薄く腸の蠕動を視認することができる場合があります．便秘型過敏性腸症に用いることが多い方剤ですが，腹痛を伴う下痢に対して用いることがあります．

「過敏性腸症候群」四大処方の使い分け

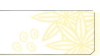

　今回解説した4処方に対する，腹痛や便通異常を訴える人の分布を図Ⅱ-10-1に示します．横軸には陰陽の病態を，縦軸には腹痛や便通異常を訴える人の割合をとっています．陽とは熱性，活動性，発揚性の状態を意味します．一方，陰とは，寒性，非活動性，沈滞性の状態を意味します．今回の4処方においては，加味逍遙散は陽の病態に，桂枝加芍薬湯，小建中湯，大建中湯は陰の病態にそれぞれ適応になります．抗病力の有無をみる虚実の視点からは，4処方はすべて虚証に適応となります．

　先ほどの症例を考察してみましょう．まず陰陽については，寒がりで手足が冷えること，舌診での湿潤した微白苔から陰証と判断します．脈力はやや虚で，腹力は中等度であることから，やや虚〜虚実間証と考えます．気血水では，疲れやすい，翌朝疲れが残る，気力がな

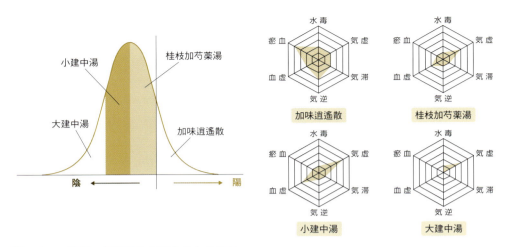

図Ⅱ-10-1　腹痛・便通異常を訴える人の分布

いは気虚を，腹部の張りは気滞を，発作性腹痛は気逆を，また，腹診における腹直筋の緊張は血虚を，両側臍傍圧痛は瘀血をそれぞれ示唆します．以上をまとめると，陰証でやや虚～虚実間証，気虚を主体とし，気滞・気逆・血虚・瘀血を伴った病態と考えます．腹痛・下痢型の過敏性腸症候群であることからは，加味逍遙散が除外され，桂枝加芍薬湯，小建中湯，大建中湯の鑑別となります．腹診における両側腹直筋緊張は，桂枝加芍薬湯，小建中湯を示唆する所見と考えます．両者の鑑別は膠飴の有無によりますが，五臓における脾の衰えがそれほど顕著でないこと，血虚の病態もそれほど強くないことから，膠飴は不要と判断し桂枝加芍薬湯を選択しました．同薬を服用後からは，日常的に腹痛・下痢を自覚することが少なくなり，高校受験が終了したころから，さらに症状が軽減したため，3ヵ月ほどの内服で廃薬としました．その後はときどき当院を訪れ，桂枝加芍薬湯を不定期に処方しています．

より理解を深めるためのワンポイント

脾虚（人参と芍薬）

　五臓論でいう脾は消化吸収を司る臓であり，食物を生体エネルギーである気に転化させる機能を担っています．それゆえ，脾の異常は気虚や血虚といった病態を引き起こします．そのため，気虚や血虚を改善するためには，その背後にある脾の作用を高める治療をする必要があります．脾の失調状態を考える場合，陽気（＝生体の代謝エネルギー）と陰液（＝生体の構造的要素）のバランスを考えて治療薬を選択します．脾の陽気が不足した場合は，易疲労，食欲不振，下痢，冷え，浮腫，風邪をひきやすいなどの症状を呈します．脾陽気虚の病態には人参が含まれる漢方薬を選択します．腹診においては，心下痞鞕（＝心窩部の抵抗・圧痛）を呈します．一方，陰液が不足した場合は，口渇，口唇の乾燥，手足のほてり，空腹感の低下，腹部の張り感などの症状が現れます．脾陰液虚の病態には芍薬が含まれる漢方薬を選択します．腹診においては，腹直筋の攣急を呈します．

「過敏性腸症候群」の処方を復習しよう！

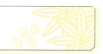

症例①
- 14歳，男児．中学3年生．身長166 cm，体重54 kg．
- 主訴は，腹痛発作．
- 小学5年生の時に火災訓練があり，その際校長先生が話をしている静かな時に腹痛を自覚した．それ以来，授業で静かな時や，集会で静かな時に，腹痛を自覚するようになった．その後も特別な行事の時に腹痛を自覚するようになり，火災訓練の日はいつも学校を休んでいる．中学入学後も症状は持続し，授業中静かな科目の時は，保健室で休んでいる．今回，漢方薬の治療を希望し当院を受診となった．疲れやすい，どことなく腹が痛む，ガスがよく出る，排便は毎日あり普通便．
- 脈は浮沈中間で，脈力はやや弱．舌は正常紅で，湿潤した微白苔を被る．腹力はやや軟弱で，両側腹直筋緊張を認めた．

着眼ポイント 便通異常を伴わない腹痛型の過敏性腸症候群．

症例②
- 43歳，女性，介護職．身長161 cm，体重50 kg．
- 主訴は，腹痛．
- 31歳で結婚．挙児にめぐまれず，不妊専門外来で体外受精を実施し36歳で出産．出産後からぎゅっと締め付けられるような腹痛を自覚するようになった．内科を受診したところ過敏性腸症候群と診断され，痛み止めが処方されたが効果がなく中止した．腹痛は排便をすると楽になるが下痢便ではない．お腹を冷やすと腹痛がある．今回漢方治療を希望し当院を受診となった．疲れやすい，翌朝疲れが残る，風邪をひきやすい，食欲がない，兎の糞のような便が出る，手足が冷える，どことなく腹が痛む，月経は順調．
- 脈は浮沈中間で，脈力はやや弱．舌は正常紅で，湿潤した微白苔を被る．腹力はやや軟弱で，両側腹直筋の緊張を認めた．

着眼ポイント 腹痛が主体の過敏性腸症候群で脾虚を伴う．

症例③
- 24歳，女性，教職員．身長156 cm，体重40 kg．
- 主訴は，便秘，排便異常．
- 中学生の頃から便秘傾向であった．ひどい時は4～5日に1回の排便だった．

Ⅱ　症候から考える処方プロセス

近医より塩類性下剤が投与され定期的な排便を得ていた．高校卒業後に県外の大学へ進学．大学4年生の頃から，緊張したり，体に合わないものを食べたりすると腹痛や下痢を自覚するようになった．近医より消化管運動調整薬を処方してもらったが，便秘や下痢をくり返した．大学卒業後，実家にもどり中学教師を始めるが，便秘が持続するため塩類性下剤を定期服用していた．今回，漢方治療の希望で当院を受診となった．翌朝疲れが残る，便秘する，寒がりである，手足が冷える，冬は電気毛布やカイロが必要，お腹が冷える，月経周期は遅れ気味．

● 脈はやや沈で，脈力は虚．舌は正常紅で，湿潤した微白苔を被る．腹力は軟弱で，軽度心下痞鞕があり，両側臍傍圧痛を認めた．

▶**着眼ポイント** 混合型過敏性腸症候群で冷えを主体とした病態．

症例④

● 60歳，女性，教職員．身長155 cm，体重57 kg．

● 主訴は，便秘，時に下痢．

● 高校生の頃から便秘傾向であった．ときどき市販の下剤を服用し，医療機関を受診することはなかった．普段は便秘気味だが，緊張したり，試験前になったりすると下痢をした．55歳で閉経し，その後から現在に至るまでホットフラッシュを自覚した．現在でも普段は便秘だが，仕事に追われたりすると下痢をする．今回，漢方治療を希望し当院を受診となった．疲れやすい，翌朝疲れが残る，便秘する，コロコロで細い便が出る，汗をかきやすい，発作的に汗をかく，上半身ことに顔面にのぼせがくる，冷たい水が好きでよく飲む，首がこる，目が疲れる，痔の気がある．

● 脈は浮沈中間で，脈力は中間，弦．舌は正常紅，乾燥した微白苔を被る．腹力は中等度で，両側軽度胸脇苦満，両側臍傍圧痛，S状結腸部・回盲部に圧痛を認めた．

▶**着眼ポイント** 陽証で気逆・瘀血を主病態とする便秘型過敏性腸症候群．

症例に処方した漢方薬

症例❶：桂枝加芍薬湯
服用後から徐々に腹痛発作の頻度が減り，高校にも無事進学することができた．ときどき腹痛を自覚することはあるが，普通に授業に出ることもできるようになった．現在は症状に合わせて不定期に内服を継続している．

症例❷：小建中湯
服用後から便通が良くなり，コロコロ便が普通便となった．毎朝決まった時間に排便があり，腹痛もほとんど自覚することがなくなった．食欲も増し経過良好のため，現在も同薬を続服中である．

症例❸：大建中湯

服用後から2日に1回ほどの排便となり，下剤の定期服用を中止することができた．油ものを摂ると下痢することはあるものの，緊張したりしても腹痛や下痢をすることがなくなった．その後も経過良好のため，現在も同薬を継続中である．

症例❹：加味逍遙散

服用後から，3日に1回の排便は変わらないが，コロコロで細い便が普通便となり，スッキリと排便できるようになった．同薬の継続で，2日に1回の排便となり，ホットフラッシュが改善し，ストレス時の下痢も消失した．

▶ 文献

1) 渡辺哲郎：漢方専門外来の長期間通院患者における特発性腸間膜静脈硬化症罹患者に関する検討. 日東洋医誌, 67：230-243, 2016.

2) 佐々木大輔, 他：過敏性腸症候群に対する桂枝加芍薬湯の臨床効果－多施設共同無作為割付群間比較臨床試験－. 臨と研, 75：1136-1152, 1998.

11 ▶ 痔

✅ 痔に対する漢方治療のポイント

①熱症状の有無により，陰陽を見きわめて処方薬の選択を検討する．
②熱症状に便秘を伴う痔には乙字湯を用いる．
③気血水による漢方医学的病態に基づき処方薬の選択を行う．
④瘀血による症候を随伴する場合は桂枝茯苓丸を選択する．
⑤気虚による症候を随伴する場合は補中益気湯を選択する．
⑥出血を伴う場合は，血虚と考え止血を目的に芎帰膠艾湯を用いる．

● 症例

- 77歳，男性．無職．身長158 cm，体重59 kg．
- 主訴は，便秘，排便時痛，痔出血．
- 便秘に対し麻子仁丸を1包/日で投与中の方．排便はほぼ毎日あるが，便は硬めでスッキリと出ない．最近，排便時に肛門部の痛みがあり，たまに出血する．3～4年前に痔の指摘があり，軟膏を処方してもらったことがある．今回，上記症状に対する漢方治療の相談があり処方を検討した．
- 気力がない，硬い便がでる，肛門部に熱感がある，排便時に痛みを自覚する，ぬるい風呂が好き，いつも赤ら顔である，皮膚がカサカサしてかゆみがある．
- 脈は浮沈中間，脈力はやや実で，弦．舌は正常紅で，乾燥した白苔を被る．腹力はやや硬く，両側胸脇苦満，両側腹直筋の軽度緊張，同側臍傍圧痛，小腹不仁を認める．

　痔に対する漢方薬の選び方について考えてみましょう．今回痔の治療薬として，乙字湯，桂枝茯苓丸，補中益気湯，芎帰膠艾湯という4つの漢方薬について解説します．

　痔には「イボ痔（痔核）」，「キレ痔」，「痔ろう」といった種類が存在し，それぞれ原因や症状，治療法などが異なります．「痔ろう」は基本的に手術が必要なため，漢方治療の対象にはなりません．痔のなかで最も多いのは「イボ痔」であり，便秘しやすく排便時に強くいきむ人や，長時間座位でいる人，あるいは妊娠，出産後に出現しやすいといわれています．「キレ痔」の最大の原因は便秘であり，便秘になりやすい女性に多くみられます．痔に対する漢方治療に際しては，便秘を改善するとともに，気血水により病態を把握して治療薬の選択を行います．

　乙字湯は柴胡・黄芩といった清熱剤を含むため，炎症を伴った比較的急性期の痔の治療

120

表Ⅱ-11-1 乙字湯と補中益気湯の構成生薬（分量）と薬能 （g）

生薬	柴胡	黄芩	升麻	当帰	大黄	甘草	人参	蒼朮	生姜	大棗	黄耆	陳皮
薬能	清熱			補血	瀉下	補脾・補気					補気	理気
乙字湯	5.0	3.0	1.0	6.0	0.5	2.0						
補中益気湯	2.0		1.0	3.0		1.5	4.0	4.0	0.5	2.0	4.0	2.0

表Ⅱ-11-2 瘀血の症状

皮下出血を起こしやすい
口唇と歯肉の暗示色化
くも状血管腫
目の周りのくま
皮膚の荒れ
月経異常
痔疾
疼痛（局所）
打撲

など

表Ⅱ-11-3 4処方の特徴

	陰 陽	虚 実	気血水	主要生薬	特 性
乙字湯	陽	虚実間	瘀 血	柴胡・黄芩・大黄	キレ痔，イボ痔などの痔疾患熱症状があり便秘を伴う
桂枝茯苓丸	陽	虚実間～実	瘀 血	桃仁・牡丹皮	瘀血を主体とした病態下腹部の血行不良
補中益気湯	陽	虚	気 虚	柴胡・升麻	内臓下垂による痔や脱肛術後，産後，出産後などによる衰弱
芎帰膠艾湯	陰	虚	血 虚	当帰・阿膠・艾葉	血虚を主体とした病態痔出血に対し止血効果あり

に用いられます．さらには瀉下薬である大黄を含有することから，便秘傾向のあるイボ痔やキレ痔の方に適応となります．補中益気湯は補剤（＝体内に不足したものを補う漢方薬）の代表薬であり，全身倦怠感や食欲不振などを訴え，術後や病後，産後などで衰弱している場合に頻用されます．表Ⅱ-11-1に乙字湯と補中益気湯の構成生薬およびその薬能を示します．乙字湯と補中益気湯の共通生薬は，柴胡・升麻・当帰・甘草であり，うつ熱（＝こもった熱）を散じ，補気・補血の作用を有しています．とくに升麻には昇提作用があり，下垂した臓腑を持ち上げる効果が期待できます．また，内臓下垂は気虚を示唆する病態であり，脱肛や痔核の突出などに対しては補中益気湯を選択します．慢性期の痔で，便秘がなく気虚が著しい場合には，乙字湯ではなく補中益気湯で対応します．痔の病態を気血水で考えると，瘀血の一徴候と捉えることができ（表Ⅱ-11-2），慢性期でのぼせや肩こり，月経困難症，更年期障害などの随伴症状を伴う場合には，駆瘀血剤である桂枝茯苓丸が第一選択薬となります．芎帰膠艾湯は血虚の代表薬である四物湯（当帰・芍薬・川芎・地黄）や，止血作用のある阿膠・艾葉を含むため，出血性疾患全般に適応となります．出血を伴う痔に対しては，他剤と併用して用いる場合もあります．今回の4処方を表Ⅱ-11-3に示します．

　今回提示した「乙字湯」，「桂枝茯苓丸」，「補中益気湯」，「芎帰膠艾湯」の特徴を，6つの病態のレーダーチャートで示し解説します．レーダーチャートの各頂点は後述の気血水理論の6つの病態に対応しています．頂点の外側にプロットされていればいるほど，その病態に対して効果を発揮することを意味します．

気虚：生命を維持するエネルギーである気が不足した病態で，元気がない，気力がないなどの精神活動の低下，全身倦怠感，風邪をひきやすい，内臓下垂，性欲の低下などの症状がみられます．

→ **内臓下垂による痔や脱肛は気虚と考え治療します．**

気滞：気の流れが停滞した病態で，咽喉や胸部の閉塞感，腹部膨満感，気分がふさぐ，抑うつ傾向など，気が停滞した部位に閉塞感を訴えることがあります．

気逆：身体中心から末梢へ，上半身から下半身へ巡るべき気が逆走した病態で，動悸・咳嗽・顔面紅潮・嘔吐・四肢の冷えなどが発作的に現れます．腹診において，臍の上部に大動脈の拍動を触れることがあります．

血虚：生体の栄養・代謝などの物質面を支える血の量に不足を生じた病態で，貧血症状，顔色不良，皮膚の乾燥，こむら返り，爪の異常，知覚異常，睡眠障害などがみられます．

→ **痔出血を伴う場合は血虚の存在を考慮し治療します．**

瘀血：血の巡りが停滞した病態で，主として微小循環障害や，血液レオロジー異常を生じます．顔面の色素沈着，眼輪部のくま，粘膜の暗赤紫化，月経異常などの症候を認めます．腹診において，特徴的な圧痛点を認め，診断の助けとなります．

→ **痔は下腹部の血行不良と捉え瘀血の治療を考慮します．**

水毒：生体の栄養・代謝などの物質的側面を支える水に異常をきたした病態で，浮腫やめまい，水様下痢などの症状を呈します．天候の悪化で体調をくずしたり，車酔いしやすかったりなどの徴候を認めます．舌の腫大や歯痕は水毒を示唆する重要な所見です．腹診において，上腹部を叩くとポチャポチャと音がすることがあります（振水音）．

「痔」四大処方を学ぼう！

処方薬解説❶　乙字湯

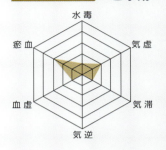

江戸時代後期，水戸藩の医師である原南陽によって創薬されました．瀉下作用のある大黄を含むため，便秘傾向のある人のイボ痔，キレ痔などに用います．排便を促すことで，肛門への負担を軽くします．肛門や下部消化管の充血した熱を，柴胡・黄芩で清熱し，炎症を軽減させます．升麻は痔や肛門が外に出るのを防止します．内痔核に対する臨床的な効果が報告[1]されている一方，黄芩を含む漢方薬であり，薬剤性肺障害の臨床報告[2]もあり，使用は短期間に留めることが望ましいと考えます．

処方薬解説❷　桂枝茯苓丸

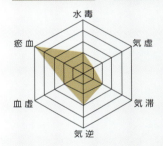

駆瘀血薬である桃仁と牡丹皮を含み，瘀血の代表薬として知られています．のぼせや肩こりのほか，痔，月経困難，更年期障害など，瘀血が原因となる諸症状に適応となります．痔は下腹部の血行不良（＝瘀血）が原因と考えられ，痔の治療に際しては，瘀血の改善を考慮する必要があります．腹診において，両側の臍傍に圧痛を触知することは，本方を用いる際の目安になります．

処方薬解説❸　補中益気湯

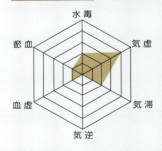

参耆剤（＝人参・黄耆を含む処方群）であり，気虚を改善する代表的漢方薬です．広義の柴胡剤（＝柴胡を含む処方群）でもあり，基本病態は陽証に用いる漢方薬と理解されます．全身倦怠感，食欲不振を訴え，術後・病後・産後などで衰弱している場合に用います．内臓下垂による痔や脱肛などの肛門部疾患にしばしば応用されます．便秘を伴わない痔に対して，まずは本方を用いてみるとよいでしょう．

処方薬解説 ❹ 芎帰膠艾湯

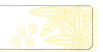

陰証で血虚を主体とした病態が適応です．痔出血や炎症性腸疾患による下血，月経過多・不正出血などの婦人科疾患に用いられます．地黄を含む漢方薬であり，胃腸が弱い人には適応とならない場合があるので注意が必要です．止血剤として，単独もしくは他剤と併用して用いることもできます．

「痔」四大処方の使い分け

今回解説した4処方に対する，痔を訴える人の分布を図Ⅱ-11-1に示します．横軸には陰陽の病態を，縦軸には痔を訴える人の割合をとっています．陽とは熱性，活動性，発揚性の状態を意味します．一方，陰とは，寒性，非活動性，沈滞性の状態を意味します．今回の4処方においては，乙字湯，桂枝茯苓丸，補中益気湯は陽の病態に，芎帰膠艾湯は陰の病態にそれぞれ適応になります．抗病力の有無をみる虚実の視点からは，乙字湯と桂枝茯苓丸は虚実間～実証に，補中益気湯と芎帰膠艾湯は虚証に適応となります．

先ほどの症例を考察してみましょう．まず陰陽については，赤ら顔で，ぬるい風呂が好き，肛門部の熱感，舌診での乾燥した白苔から陽証と判断します．虚実は脈力，腹力ともやや実であることから虚実間～実証と考えます．気血水では，気力がないは気虚を，皮膚のカサカサは血虚を，腹診で両側臍傍圧痛を認めることは瘀血を示唆します．以上をまと

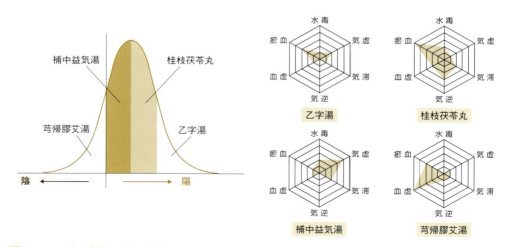

図Ⅱ-11-1 痔を訴える人の分布

めると，陽証で虚実間〜実証，気虚・血虚・瘀血の病態と考えます．脈が弦で，胸脇苦満を認めることからは，少陽病期で柴胡剤の適応と考えます．今回の4処方で，陽証と判断した場合は乙字湯，桂枝茯苓丸，補中益気湯が鑑別にあがります．さらに柴胡剤の適応を考慮すると，乙字湯と補中益気湯が残ります．気虚病態は顕著ではなく，肛門部の熱感や便秘を伴うことから乙字湯を選択しました．麻子仁丸と乙字湯をそれぞれ1包ずつ，眠前1回で服用としたところ，スッキリした排便があり，排便時の痛みも消失しました．その後出血もなく経過良好のため，現在も両処方を同量で続服中です．

―― より理解を深めるためのワンポイント ――

紫雲膏（しうんこう）

　構成生薬は，ゴマ油，紫根，当帰，サラシミツロウ（黄蠟），豚脂であり，保険診療で用いることができる唯一の漢方生薬で構成された軟膏剤です．江戸時代の外科医である華岡青洲が創薬しました．創傷治癒促進作用があり，火傷，痔核による疼痛，肛門裂傷などに用います．肌の乾燥・荒れ・潰瘍・増殖性の皮膚異常を目標としますが，必ずしも乾燥したものに限らず使用できます．独特の臭いがあり，紫根の紫色が衣服につくため，処方の際にはそのような説明が必要です．紫根の基原はムラサキ科 Boraginaceae（ボラギノーザ）であり，痔の薬として有名な市販薬の名前の由来になっています．また，豚脂が含まれているため，特定の宗教の方には処方しないよう注意を払う必要があります．

「痔」の処方を復習しよう！

症例❶

- 59歳，女性．事務員．身長159 cm，体重58 kg．
- 主訴は，イボ痔の痛みと出血．
- 1ヵ月前から肛門にできものがあり，大きくなったり小さくなったりしている．当初，とくに自覚症状はなかったが，最近になり痛みと出血を自覚する．市販の軟膏を使用しても症状が持続するため，漢方薬による治療を希望し来院．毎日排便はあるがスッキリしない，腹の張ることがある，イボ痔があり痛む，排便時に出血することがある，シミが増えた．
- 脈は浮沈中間，脈力はやや実で弦．舌は暗赤紅，乾燥した微白苔を被り，瘀血斑を認めた．腹力は中等度で，両側軽度胸脇苦満，両側腹直筋の軽度緊張，両側臍傍圧痛を認めた．

着眼ポイント　陽証で便秘を伴う病態．

Ⅱ　症候から考える処方プロセス

症例❷

- 38歳，女性，事務職．身長158 cm，体重43 kg．
- 主訴は，痔出血．
- めまい症に対し半夏白朮天麻湯を投与中の方．1ヵ月前からトイレットペーパーに血が付く程度の出血があり，胃腸科を受診し大腸内視鏡検査を受けた．検査の結果，痔出血と診断されボラザ®G軟膏が処方された．軟膏を塗布すると出血は止まるが，症状が持続のため，漢方治療を希望し当院を受診となった．疲れやすい，寝つきが悪い，眠りが浅い，寒がりである，手足が冷える，目が疲れる，目がまわる，立ちくらみする，シミが増えた，筋肉がピクピクすることがある，月経周期は順調だが2〜3日で終わる，生理痛なし，排便は良好．
- 脈はやや沈で，脈力はやや弱．舌は正常紅で，湿潤した微白苔を被る．腹力はやや軟弱で，両側腹直筋の緊張あり．

着眼ポイント 陰証・血虚で出血を伴う病態．

症例❸

- 30歳，女性，事務職．身長160 cm，体重62 kg．
- 主訴は，痔，肛門部痛．
- 29歳時に第2子を出産．出産後に痔の痛みがあり大腸肛門科を受診．外科的治療が施されるものの，肛門部の痛みが持続し長時間座っていることができない．漢方薬でなんとかならないかとの相談で当院を受診となった．疲れやすい，気力がない，翌日疲れが残る，のぼせやすい，口がねばり乾燥する，化膿しやすい，肛門部に痛みがある，便秘する．現在授乳中であり月経はまだない．
- 脈はやや沈で，脈力は中間．舌は正常紅で，乾燥した微白苔を被る．腹力は中等度で，両側軽度胸脇苦満，両側臍傍圧痛を認めた．

着眼ポイント 陽証で気虚・瘀血を伴う病態．

症例❹

- 36歳，女性，会社員．身長158 cm，体重60 kg．
- 主訴は，月経不順，月経痛，痔．
- 1〜2年前から月経不順があり，最近は月経痛も自覚するようになった．婦人科を受診したがとくに異常はなく経過観察となった．もともと痔の気があり，時に痛みや痔出血を自覚することはあったが，そのまま放置していた．今回，漢方治療の希望があり当院を受診となった．疲れやすい，首から上に汗をかく，暑がりである，首や肩がこる，痔の気がある，月経周期は1週間以上ずれる．
- 脈は浮沈中間で，脈力は中間．舌は正常紅，乾燥した微白苔を被る．腹力は中

等度で，両側臍傍圧痛を認めた．

着眼ポイント 陽証で瘀血を伴う病態．

症例に処方した漢方薬

症例❶：乙字湯

もともとひどい便秘ではなかったが，乙字湯を服用後からスッキリとした排便が得られるようになり，2週間の服用で痔の痛みや出血は消失した．その後は，症状出現時に同薬を服用することで，現在も症状は落ち着いている．

症例❷：芎帰膠艾湯

芎帰膠艾湯を投与するとともに，患部への紫雲膏塗布を併用した．2週間の服用で出血は消失したため，さらに2週間の服用で廃薬とした．その間，半夏白朮天麻湯は通常通り服用を継続していた．

症例❸：補中益気湯＋桂枝茯苓丸

お産に引き続き，さらに痔に対する外科手術がなされた後であり，体力回復もかねて補中益気湯を処方した．瘀血に対しては桂枝茯苓丸を併用し，患部には紫雲膏の塗布で対応した．漢方薬の服用後から排便が整い，肛門部の痛みは軽減した．2週間の治療で症状はほぼ消失した．さらに同治療を1ヵ月継続し，経過良好のため廃薬とした．

症例❹：桂枝茯苓丸

服用後から月経周期は整い，月経痛も軽減した．痔による症状も全く認めず，経過良好のため同薬を継続中である．

▶文献

1) 吉雄敏文, 他：内痔核に対する乙字湯の臨床効果. 新薬と臨, 40：2028-2096, 1991.
2) 吉田秀一, 他：乙字湯による薬剤性肺障害の臨床的検討. 日呼吸会誌, 12：186-190, 2023.

12 逆流性食道炎

✓ 逆流性食道炎に対する漢方治療のポイント

① 逆流性食道炎と診断した場合は胃酸分泌抑制薬が第一選択となる.

② 非びらん性逆流症（NERD）においては胃酸分泌抑制薬が無効な場合があり，漢方治療を優先して選択することがある.

③ 胸やけやゲップなど，炎症による症状がある場合は半夏瀉心湯を用いる.

④ 喉や胸のつかえ感を訴える場合は，茯苓飲合半夏厚朴湯か半夏厚朴湯を選択する.

⑤ 気滞に対しては半夏厚朴湯を，脾虚を伴う気虚・気滞・水毒には茯苓飲合半夏厚朴湯を用いる.

⑥ 胃もたれや食欲不振など，胃腸の働きが低下しているような場合（脾虚）には六君子湯を用いる.

◉ 症例

- 16歳，女性．高校1年生．身長161 cm，体重62 kg.
- 主訴は，胃がムカムカする，緊張すると下痢.
- 小学3～4年生の頃から食事を摂ると胃がムカムカし，たまに酸っぱいものが上がってくる．小児科で相談したところ胃内視鏡検査を勧められたが希望せず．その後はとくに治療を受けず放置していた．中学2年生の頃から，胃のムカムカ以外に緊張すると下痢をするようになった．高校受験のときが一番ひどく，受験日にも腹痛のため試験をまともに受けることができなかった．今回，漢方治療を希望し来院となる.
- 下痢をする，寝汗をかく，暑がりである，ゲップが出る，胃液が口に上がることがある，腹がゴロゴロと鳴ることがある，月経周期は遅れることが多い.
- 脈は浮沈中間，脈力は虚実中間．舌は正常紅で，乾燥した微白苔を被る．腹力は中等度で，心下痞鞕があり，両側の軽度臍傍圧痛を認めた.

逆流性食道炎に対する漢方薬の選び方について考えてみましょう．今回，逆流性食道炎の治療薬として，半夏瀉心湯，茯苓飲合半夏厚朴湯，半夏厚朴湯，六君子湯という4つの漢方薬について解説します.

　胃の中の酸が食道へ逆流することで，胸やけや呑酸などの不快な症状を感じたり，食道の粘膜がただれたりする病気を胃食道逆流症（gastroesophageal reflux disease：GERD）といいます．GERDには，①食道炎がなく自覚症状のみがあるタイプ（非びらん性逆流症 non-

表Ⅱ-12-1　4処方の構成生薬の薬性・薬能と分量　　　　　　　　　　　　　　　　　（g）

生薬	黄連	黄芩	半夏	乾姜	大棗	生姜	人参	甘草	蒼朮	茯苓	陳皮	枳実	蘇葉	厚朴
薬性	寒	寒	温	大熱	温	温	微温	平	温	平	温	寒	温	温
薬能	清	熱	化痰	温熱	補脾・補気(四君子湯)						理　気			
半夏瀉心湯	1.0	2.5	5.0	2.5	2.5		2.5	2.5						
茯苓飲合半夏厚朴湯			6.0			1.0	3.0		4.0	5.0	3.0	1.5	2.0	3.0
(茯苓飲)						1.0	3.0		4.0	5.0	3.0	1.5		
半夏厚朴湯			6.0			1.0				5.0			2.0	3.0
六君子湯			4.0		2.0	0.5	4.0	1.0	4.0	4.0	2.0			

erosive reflux disease：NERD），②食道炎があり，なおかつ自覚症状があるタイプ，③自覚症状はなく，食道炎のみがあるタイプの3種類に分けられます．このなかで，食道粘膜にただれが存在する②，③を逆流性食道炎といいます．症状としては，胃もたれ，胸やけ，呑酸（酸っぱい液体が口まで上がってくること），喉のひりひり感，食べ物が喉につかえる感じ，前胸部の痛み，胃痛，夜間の咳や喉の痛み，声のかすれ，ゲップなど，さまざまな症状を現わすため，診断に苦慮する場合もあります．また，ストレスが逆流性食道炎を引き起こす要因となることもあり，治療に際し精神的なアプローチが必要となる場合もあります．薬物治療としては，胃酸の分泌を抑える薬剤が有効であり，プロトンポンプ阻害薬（proton pump inhibitor：PPI）とカリウムイオン競合型アシッドブロッカー（potassium competitive acid blocker：P-CAB）の2種類が主に使用されます．通常はこれらの薬剤で症状は改善することが一般的ですが，治療に反応しない場合には，制酸薬などの酸を中和する薬剤や，消化管運動改善薬，漢方薬などを併用して用いることもあります．とくにNERDに対しては，胃酸の分泌を抑える薬剤の有効率が低いため，漢方薬が適応となる場合があります．また，症状を緩和することを得意とする漢方薬は，PPI抵抗性の逆流性食道炎に対し，しばしば併用して用いられる場合があります．

　今回の4処方の構成生薬の薬性・薬能と分量を表Ⅱ-12-1に示します．4処方に共通する生薬は半夏であり，半夏は心下（＝胃）の水の停滞を除くことで，嘔吐を止める効果があります．気を巡らせる作用にも優れ，喉や胸のつかえを改善します．気滞の代表薬である半夏厚朴湯は，「咽中炙臠（＝炙った肉が喉にはりついているような感じ）」といって，現代医学でいう「咽喉頭異常感症」のような病態に対し，第一選択薬となります．胃酸が逆流することで食道の粘膜に炎症を起こすと，胸やけやゲップのほか喉のつかえ感を自覚することがあります．喉のつかえ感は気滞による症候と考えられ，半夏厚朴湯や茯苓飲合半夏厚朴湯が適応となります．茯苓飲合半夏厚朴湯のように，2つ以上の漢方薬を合わせることを合方といいます．合方する際には，それぞれの漢方薬に共通する構成生薬がある場合，それぞれの生薬の量を足し算するのではなく，多い方の量に合わせるというルールがあります．そのため，構成される生薬量は，それぞれの漢方薬に含まれる各生薬の総和にはなりません．漢方エキス製剤を2剤以上組み合わせて用いることはありますが，この場合共通する

Ⅱ　症候から考える処方プロセス

生薬は単純に足し算になるため，合方という表現はしません．茯苓飲と半夏厚朴湯に共通する生薬は茯苓と生姜で，それぞれ5gと1gの分量が含まれていますが，茯苓飲合半夏厚朴湯は生薬ごとの足し算ではなく，そのまま5gと1gという分量になっています．茯苓飲は脾虚（＝消化吸収機能が低下した病態）の代表薬である四君子湯の構成生薬の多くを含むため，胃腸の働きを高める作用があることがわかります．そのほか理気薬（＝気を巡らせる生薬）である陳皮・枳実を含むため，喉や胸のつまり感や腹部の張り感などに用いられます．ストレスにより胃酸が増えることで生じる逆流性食道炎に対しては，茯苓飲に気滞を改善する半夏厚朴湯を合方した，茯苓飲合半夏厚朴湯のほうを選択するとよいでしょう．

六君子湯は四君子湯に陳皮・半夏を加味した漢方薬であり，胃腸の働きの改善のほか，痰飲（＝心下の水の停滞）を取り除く作用があります．炎症を抑える効果はないものの，食物を胃に十分貯める作用や胃からの排出促進作用を有することが知られており，胃酸が食道へ逆流するのを抑制する効果が期待できます．半夏瀉心湯も人参を含む漢方薬であり胃腸の働きを改善する作用があります．一方で，黄連・黄芩という清熱薬を含むため炎症を抑える効果が期待できます．さらには，乾姜という強力な温熱薬を含むため，寒にも熱にも対応できる処方構成になっています．一般的には陽の病態に用いる漢方薬ですが，消化器疾患全般に広く応用できるのはそのような生薬の組み合わせの妙によるものであると考えます．

今回提示した「半夏瀉心湯」，「茯苓飲合半夏厚朴湯」，「半夏厚朴湯」，「六君子湯」の特徴を，6つの病態のレーダーチャートで示し解説します．レーダーチャートの各頂点は後述の気血水理論の6つの病態に対応しています．頂点の外側にプロットされていればいるほど，その病態に対して効果を発揮することを意味します．

気虚：生命を維持するエネルギーである気が不足した病態で，元気がない，気力がないなどの精神活動の低下，全身倦怠感，風邪をひきやすい，内臓下垂，性欲の低下などの症状がみられます．

→ **脾の機能低下によって生じる胃もたれや消化不良は気虚の病態を示唆します．**

気滞：気の流れが停滞した病態で，咽喉や胸部の閉塞感，腹部膨満感，気分がふさぐ，抑うつ傾向など，気が停滞した部位に閉塞感を訴えることがあります．

→ **喉や胸のつまり感，腹部の張り感などは気滞の病態と考えます．**

気逆：身体中心から末梢へ，上半身から下半身へ巡るべき気が逆走した病態で，動悸・咳嗽・顔面紅潮・嘔吐・四肢の冷えなどが発作的に現れます．腹診において，臍の上部に大動脈の拍動を触れることがあります．

→ **胃酸の逆流がひどい場合は気逆の存在を考慮し治療します．**

血虚：生体の栄養・代謝などの物質面を支える血の量に不足を生じた病態で，貧血症状，顔色不良，皮膚の乾燥，こむら返り，爪の異常，知覚異常，睡眠障害などがみられます．

瘀血：血の巡りが停滞した病態で，主として微小循環障害や，血液レオロジー異常を生じます．顔面の色素沈着，眼輪部のくま，粘膜の暗赤紫化，月経異常などの症候を認めます．腹診において，特徴的な圧痛点を認め，診断の助けとなります．

水毒：生体の栄養・代謝などの物質的側面を支える水に異常をきたした病態で，浮腫やめまい，水様下痢などの症状を呈します．天候の悪化で体調を崩したり，車酔いしやすかったりなどの徴候を認めます．舌の腫大や歯痕は水毒を示唆する重要な所見です．腹診において，上腹部を叩くとポチャポチャと音がすることがあります（振水音）．

→ 心下の水の停滞（痰飲）は水毒と考え治療します．

「逆流性食道炎」四大処方を学ぼう！

処方薬解説❶　半夏瀉心湯

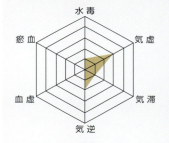

みぞおちがつかえ，時に悪心，嘔吐があり，軟便または下痢傾向のある場合に用います．消化器の運動が心窩部で停滞することで生じるゲップや食欲不振，さらには胃酸の逆流による食道炎で生じる胸やけや喉のつまり感などに有効です．グル音の亢進や腹診における心下痞鞕（＝心窩部の抵抗・圧痛）は，本方を選択する際の指針となります．PPI抵抗性GERDを対象とした試験において，半夏瀉心湯とPPIの併用は，PPI倍量投与と同等の効果が認められたとの報告[1]があり，PPI単独療法で効果不十分な場合には半夏瀉心湯を併用してみる意義はあると考えます．

処方薬解説❷　茯苓飲合半夏厚朴湯

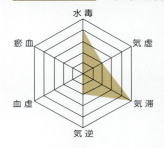

胃の張りや停滞感，心下の水の滞り（痰飲）を改善する茯苓飲に，咽喉部の異物感，胸のつかえ感，抑うつ症状に用いる半夏厚朴湯を合わせた漢方薬です．茯苓飲は気虚・気滞・水毒の病態に適応であり，気滞の代表薬である半夏厚朴湯と組み合わせることで，気滞に対する作用が増強されます．精神症状を伴う胃食道逆流症や機能性ディスペプシアによい適応となります．茯苓飲，半夏厚朴湯とも甘草(かんぞう)を含まないため，偽アルドステロン症の副作用を気にせず使用することができます．

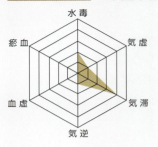

処方薬解説❸ 半夏厚朴湯

気滞に用いる代表薬です．ストレスなどにより気の停滞が生じ，気が停滞した部位に閉塞感やつまり感を自覚します．逆流性食道炎に伴う喉や胸のつまり感に対し，しばしば用いられます．ヒステリー球などといわれるような，「咽中炙臠」や「梅核気（喉に梅の種があるような症状）」が使用目標となります．几帳面でこだわりが強く，精神的不安を身体症状として訴える場合に有効です．

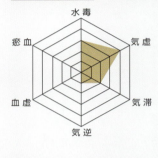

処方薬解説❹ 六君子湯

比較的体力の低下した人が胃腸機能低下のため，食欲不振，胃もたれ，胃部不快感などを訴える場合に用います．脾の機能低下により気の生成が低下した気虚の病態や，さらに心下の水の滞り（痰飲）を伴う場合に適応となります．腹診にて胃部振水音をしばしば認めます．PPIに六君子湯を併用したプラセボ対照比較試験において，六君子湯群とプラセボ群間で症状改善に有意差を認めなかったものの，女性，低BMI患者，高齢者で，症状やQOLの改善を認めたとの報告[2]があります．この結果はすなわち，漢方医学的には虚証タイプに有効であることを示唆しています．

「逆流性食道炎」四大処方の使い分け

今回解説した4処方に対する，逆流性食道炎による症状を訴える人の分布を図Ⅱ-12-1に示します．横軸には陰陽の病態を，縦軸には逆流性食道炎による症状を訴える人の割合をとっています．陽とは熱性，活動性，発揚性の状態を意味します．一方，陰とは，寒性，非活動性，沈滞性の状態を意味します．今回の4処方においては，半夏瀉心湯，茯苓飲合半夏厚朴湯，半夏厚朴湯は陽の病態に，六君子湯は陰の病態にそれぞれ適応となります．ただし，茯苓飲合半夏厚朴湯，半夏厚朴湯には温薬が多く含まれているため，陰陽にとらわれずに広く応用することができます．抗病力の有無をみる虚実の視点からは，半夏瀉心湯と半夏厚朴湯が虚実間証に，茯苓飲合半夏厚朴湯と六君子湯は虚証に適応となります．

先ほどの症例を考察してみましょう．まず陰陽については，暑がりで，舌診での乾燥した

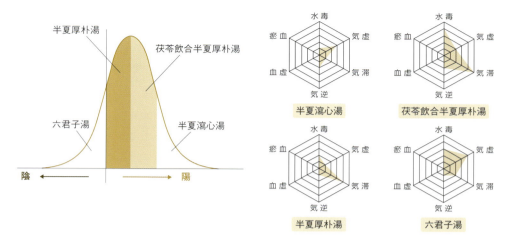

図Ⅱ-12-1 逆流性食道炎の症状を訴える人の分布

微白苔から陽証と判断します．脈力は虚実中間で，腹力は中等度であることから，虚実間証と考えます．気血水では，下痢をする，寝汗をかくは気虚を，ゲップや胃液の逆流は気逆を，月経不順や腹診における臍傍圧痛は瘀血をそれぞれ示唆します．以上をまとめると，陽証で虚実間証，気虚・気逆・瘀血の病態と考えます．腹診では，心下痞鞕を認めることから人参剤からの選択を考慮します．半夏厚朴湯は人参が含まれていないこと，気滞病態がないことから除外されます．茯苓飲合半夏厚朴湯は人参を含む漢方薬ですが，気滞に適応となる方剤であり除外します．六君子湯と半夏瀉心湯の鑑別になりますが，陽証で気逆を伴い，腹中雷鳴（＝お腹がゴロゴロいう）を認めることから半夏瀉心湯を選択しました．同薬を服用後から胃のムカムカは軽快し，ゲップや胃酸の逆流を自覚することが少なくなりました．緊張すると下痢を認めるものの，以前より頻度が減ったとのことであり，現在も同薬を続服中です．

――― より理解を深めるためのワンポイント ―――

寒　熱

　寒熱とは体温の高低を現す用語ではなく，自他覚的なものや症候から判断します．機能が低下して不活発なものは「寒証」，機能が亢進して活発なものは「熱証」と考えます．寒熱を見分けるポイントを表Ⅱ-12-2に示します．寒熱と似た用語に陰陽がありますが，陰＝寒の病態，陽＝熱の病態と言いかえても大きな間違いではありません．漢方医学においては，身体全体として熱が支配する病態か寒が支配する病態かで，陽証か陰証かを判断します．一方，寒熱は陰陽の概念の一部を構成する要素と考え，もっぱら局所的な症状を現す用語として用いられます．たとえば，胃に熱がある場合を「胃熱」と表現したり，身体の深部に寒がある場合には「裏寒」と考え，それぞれ胃熱を冷ます黄連を用いたり，裏寒を温める乾姜や附子などの生薬を用いた治療を考慮します．あるいは，上半身に熱があり下半身に寒がある状態を「上熱下寒」といい，気逆や瘀血を改善する漢方薬を用いて治療します．

表Ⅱ-12-2　寒熱を見分けるポイント

熱　証	寒　証
熱感があり，ほてる	寒気があり，冷える
顔面紅潮	顔面蒼白
乾燥した舌苔	湿潤した舌苔
局所の充血，熱感（関節，眼球，皮疹，胃粘膜など）	局所の冷感（関節，腹部，背部など）
口渇（冷水を好む）	口渇はないか，温かい湯茶を好む
分泌物は濃くて粘稠	分泌物は薄くて水っぽい
便臭が強い	便臭が乏しい
頻脈の傾向	徐脈の傾向
尿の色が濃黄色	尿の色が透明
しぶり腹（裏急後重）	水瀉性の下痢（不消化便）
冷やすと具合がよくなる	温めると具合がよくなる

「逆流性食道炎」の処方を復習しよう！

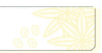

症例 ❶

- 72歳，女性．自営業．身長158 cm，体重35 kg．
- 主訴は，胃腸の調子がよくない．
- 子どもの頃から胃腸が弱く，胃もたれや下痢をすることがしばしばであった．23歳で結婚．自営業のため忙しさとストレスにより，さらに胃腸の状態が悪化し体重が減った．年々胃腸の調子が悪く，とくに夏の暑さで体調を崩す．いろいろとストレスも多く，最近は胸やけやゲップも自覚するようになった．近医で胃内視鏡検査を受けたところ明らかな異常所見がなく，非びらん性胃食道逆流症（NERD）と診断された．内服薬の投与を受けたが症状が持続のため，漢方治療を希望し当院を受診となった．疲れやすい，翌朝疲れが残る，何となく気分がすぐれない，気力がない，ささいなことが気になる，風邪をひきやすい，下痢する，食欲がない，眠りが浅い，寒がりである，手足が冷える，冬は電気毛布やカイロが必要，胸やけしやすい，足がむくむ．
- 脈はやや沈，脈力はやや虚．舌は正常紅，軽度腫大あり，湿潤した微白苔を被る．腹力は軟弱で，心下痞鞕，胃部振水音を認めた．

▶着眼ポイント　陰証で脾虚・気虚の病態．

12 逆流性食道炎

症例❷

- 79歳，女性，無職．身長155 cm，体重59 kg.
- 主訴は，胸やけ，喉のつかえ感.
- 5年前に夫が胃がんと診断され，その頃から喉のつかえ感を自覚するようになった．かかりつけ医で相談したところ，メイラックス®が処方され症状は軽快したものの，夫が他界するまでの1年間で10 kg体重が減少した．その後，メイラックス®は飲んだり止めたりしながら4年間で服用を中止した．2ヵ月前に孫から悩み事を聞いたことがストレスとなり，胸やけや喉のつかえ感を自覚するようになった．かかりつけ医からPPIの処方を受けたが症状は持続した．今回，漢方治療を希望し当院を受診となった．何となく気分がすぐれない，ささいなことが気になる，冷たい水が好きでよく飲む，喉がスッキリしない，よく痰が出る，よくガスが出る.
- 脈は浮沈中間で，脈力は中間．舌は正常紅で，軽度腫大あり，乾燥した微白苔を被る．腹力は中等度で，小腹不仁を認めた.

▶**着眼ポイント** 気滞による喉のつまり感.

症例❸

- 66歳，女性，教職員．身長156 cm，体重54 kg.
- 主訴は，胃痛，胸やけ.
- 2ヵ月前からしばしば胃痛があり，ここ1週間は胃痛がひどく，胸やけのためか気管のあたりが常に熱い．半年前に健診で胃内視鏡検査を実施し，びらん性胃炎との指摘を受けている．ヘリコバクター・ピロリは数年前に除菌している．近医内科を受診したところ逆流性食道炎との判断で，PPIの処方を受けたが症状の改善はなし．今回漢方治療を希望され当院を初診となった．疲れやすい，気力がない，風邪をひきやすい，手足がほてる，口舌がよく荒れ口内炎ができる，胸やけしやすい，胃液が口に上がることがある，みぞおちが痛むことがある.
- 脈はやや沈で，脈力はやや弱．舌は正常紅で，乾燥した微白苔を被る．腹力はやや軟弱で，心下痞鞕があり，両側臍傍圧痛を認めた.

▶**着眼ポイント** 胸やけ，呑酸など炎症症状を伴う逆流性食道炎.

症例❹

- 67歳，女性，保健師．身長146 cm，体重53 kg.
- 主訴は，胃痛，胸やけ，ゲップ.
- 60歳頃に胃痛を自覚し，健診で胃内視鏡検査を施行したところ逆流性食道炎と診断された．当初はPPIが処方され，2週間の服用で症状は改善した．1年前に

135

Ⅱ　症候から考える処方プロセス

> 義兄が他界し，いろいろとストレスが重なったためか逆流性食道炎による症状
> が頻回となり，PPIを服用する頻度が多くなった．今回，漢方薬による治療を
> 希望し当院を受診となった．疲れやすい，翌朝疲れが残る，何となく気分がす
> ぐれない，体全体が重い，ささいなことが気になる，お腹が張る，みぞおちの
> 重苦しい感じがある，みぞおちが痛む，胃痛をくり返すことに不安がある．
>
> ● 脈は浮沈中間で，脈力は中間，弦．舌は正常紅，軽度腫大あり，乾燥した白黄
> 苔を被る．腹力は中等度で，心下痞鞕，両側臍傍圧痛，胃部振水音を認めた．
>
> ▶**着眼ポイント**　脾虚をベースとしストレスによる気滞を併存．

➤**文献**

1) Takeuchi T, et al: Efficiency and safety of hangeshashinto for treatment of GERD refractory to proton pump inhibitors: Usual dose proton pump inhibitors plus hangeshashinto versus double-dose proton pump inhibitors: randomized, multicenter open label exploratory study. J Gastroenterol, 54：972-983, 2019.

2) Tominaga K, et al: A randomized, placebo-controlled, double-blind clinical trial of rikkunshito for patients with non-erosive reflux disease to proton-pump inhibitor：the G-PRIDE study. J Gastroenterol, 49：1392-1405, 2014.

症例に処方した漢方薬

症例❶：六君子湯
　　体重が少ないため，通常の2/3量で開始した．2週間の服用で胃部症状は軽減し，食欲
　　が出てきたとのこと．同薬を継続することで，普段の胃もたれや下痢も軽快傾向にあり，
　　暑い夏をなんとか乗り切ることができたと喜ばれた．その後も経過良好であり，現在も
　　同薬を続服中である．

症例❷：半夏厚朴湯
　　PPIを継続のまま半夏厚朴湯を併用した．2週間の服用で喉のつかえ感はほぼ消失した．
　　その後，胸やけも軽快したため，PPIは中止した．現在も経過良好のため，半夏厚朴湯
　　を続服中である．

症例❸：半夏瀉心湯
　　PPIを継続のまま半夏瀉心湯を併用した．14日後の来院時には胃痛が軽快していたため，
　　PPIは中止し半夏瀉心湯のみ継続した．その後，ストレスがあると胃痛を自覚するもの
　　の，胸やけは消失したとのことであった．約2ヵ月の内服にて症状が改善したため廃薬
　　とした．

症例❹：茯苓飲合半夏厚朴湯
　　PPIは症状が強い時に頓服することとし，茯苓飲合半夏厚朴湯のみの処方で治療を開始
　　した．2週間の服用で胃痛は消失し，頓服薬を使用することはなかった．その後も経過
　　は良好で，胸やけやゲップを自覚することがなくなった．調子が良すぎて漢方薬を服用
　　するのを忘れてしまうとのことであり，同薬も頓服で使用するようお話しし，約4ヵ月
　　の内服後廃薬とした．

136

13 ▶ 口内炎

✓ 口内炎に対する漢方治療のポイント

① 熱症状の有無により，陰陽を見きわめて処方薬の選択を検討する．
② 熱症状が強く炎症が関与する口内炎には黄連解毒湯を用いる．
③ 脾虚を背景とする口内炎には人参を含む処方薬を選択する．
④ 陽証でストレスを背景とした口内炎には半夏瀉心湯を選択する．
⑤ 陽証で気虚を主病態とする口内炎には補中益気湯を用いる．
⑥ 陰証で消化器症状を伴う口内炎には六君子湯を用いる．

症例

- 20歳，男性．会社員．身長168 cm，体重49 kg.
- 主訴は，口内炎.
- 不登校で当院への通院歴あり．最近仕事が忙しかったせいか，1週間前から2ヵ所に口内炎ができ，表面が白くなっている．1つは小さいが，大きいほうはしゃべるだけでも痛い．1ヵ月前にも口内炎を自覚したが，その際は自然治癒した．今回は市販の貼付剤を使用しても軽快しないとのことで，久々に当院を受診となった.
- 仕事が忙しく疲れが残る，暑がりである，手のひらに汗をかく，動悸することがある，下痢しやすい，お腹がゴロゴロと鳴ることがある.
- 脈はやや沈，脈力はやや虚．舌は正常紅で，乾燥した微白苔を被る．腹力は中等度，心窩部に抵抗・圧痛あり，両側腹直筋の軽度緊張，小腹不仁を認めた.

　口内炎に対する漢方薬の選び方について考えてみましょう．今回口内炎の治療薬として，黄連解毒湯，半夏瀉心湯，補中益気湯，六君子湯という4つの漢方薬について解説します．

　口内炎の原因はさまざまであり，ストレスや栄養不足などによる免疫力低下のほか，アレルギー反応や物理的刺激，ウイルスや細菌による感染などがあげられます．一般的に多くみられるのがアフタ性口内炎であり，原因は不明であるものの，ストレスや疲労による免疫力低下，睡眠不足，栄養不足などの要因が考えられています．漢方医学的治療に際しては，ストレスを緩和したり，体力や免疫力を高めたりする，いわゆる補剤と呼ばれる治療薬を選択します．一方，アレルギー反応や物理的刺激，あるいはウイルスや細菌による口内炎は，炎症に伴う症候であり，漢方医学的には抗炎症作用のある清熱剤を用いて対応します．

　抗炎症作用を目的とした生薬に黄連・黄芩があります．これらは清熱薬といわれる生薬

で，今回の4処方においては黄連解毒湯と半夏瀉心湯に含まれています．つまりこれら2つの方剤には，炎症を緩和する効果が期待できるということになります．黄連解毒湯には，さらに黄柏・山梔子という熱を冷ます生薬が追加されるため，強い清熱作用を発揮することができます．一方，半夏瀉心湯には黄連・黄芩のほかに，人参・乾姜という，温熱作用や消化機能を亢進させる生薬が含まれているため，瀉剤（＝身体の不調を引き起こしている原因をとり除く方剤群）としての役割と補剤（＝身体に不足しているものを補う方剤群）としての役割を，両方もちあわせた漢方薬といえます（表Ⅱ-13-1）．補中益気湯と六君子湯には共通生薬が多く，両処方とも主に脾（＝消化吸収を主る臓）を補う作用が中心となっています（表Ⅱ-13-2）．補中益気湯には柴胡・升麻という清熱薬が含まれ，とくに升麻は首から上の炎症を抑える効果に優れています．さらには補気薬である黄耆や補血薬である当帰が含まれているため，補剤の代表的漢方薬として広く応用されています．一方，六君子湯は四君子湯（構成生薬：人参・蒼朮・茯苓・甘草・生姜・大棗）に，理気（＝気をめぐらせる），利水（＝余分な水を排泄する）作用を有する陳皮・半夏が追加されており，消化機能の改善に特化した漢方薬と理解できます．また，構成生薬のほとんどが温薬であるため，陰の病態に適応となります．脾の衰えにより生じた口内炎に対しては，陽証には補中益気湯，陰証には六君子湯を選択することになります．

今回提示した「黄連解毒湯」，「半夏瀉心湯」，「補中益気湯」，「六君子湯」の特徴を，6つの病態のレーダーチャートで示し解説します．レーダーチャートの各頂点は後述の気血水理論の6つの病態に対応しています．頂点の外側にプロットされていればいるほど，その

表Ⅱ-13-1　黄連解毒湯と半夏瀉心湯の構成生薬（分量）と薬能　　　　　　　　　（g）

生薬	黄連 ↓	黄芩 ↓	黄柏 ↓	山梔子 ↓	人参 ↑	大棗 ↑	甘草 →	半夏 ↑	乾姜 ↑
薬能	清熱				補気			化痰	温裏
黄連解毒湯	2.0	3.0	1.5	2.0					
半夏瀉心湯	1.0	2.5			2.5	2.5	2.5	5.0	2.5

生薬の薬性
↓：熱を冷ます生薬，↑：温める生薬，→：温めも冷ましもしない生薬

表Ⅱ-13-2　補中益気湯と六君子湯の構成生薬（分量）と薬能　　　　　　　　　（g）

生薬	人参 ↑	蒼朮 ↑	茯苓 →	甘草 →	生姜 ↑	大棗 ↑	陳皮 ↑	半夏 ↑	黄耆 ↑	当帰 ↑	柴胡 ↓	升麻 ↓
薬能	四君子湯の構成生薬（補脾・補気）						理気	化痰	補気	補血	清熱	
補中益気湯	4	4		1.5	0.5	2	2		4	3	2	1
六君子湯	4	4	4	1	0.5	2	2	4				

生薬の薬性
↓：熱を冷ます生薬，↑：温める生薬，→：温めも冷ましもしない生薬

病態に対して効果を発揮することを意味します．

気虚：生命を維持するエネルギーである気が不足した病態で，元気がない，気力がないなどの精神活動の低下，全身倦怠感，風邪をひきやすい，内臓下垂，性欲の低下などの症状がみられます．
→ **免疫力低下に伴う口内炎は気虚と考え治療します．**
気滞：気の流れが停滞した病態で，咽喉や胸部の閉塞感，腹部膨満感，気分がふさぐ，抑うつ傾向など，気が停滞した部位に閉塞感を訴えることがあります．
気逆：身体中心から末梢へ，上半身から下半身へ巡るべき気が逆走した病態で，動悸・咳嗽・顔面紅潮・嘔吐・四肢の冷えなどが発作的に現れます．腹診において，臍の上部に大動脈の拍動を触れることがあります．
→ **ストレスに伴う口内炎は気逆病態と考え治療します．**
血虚：生体の栄養・代謝などの物質面を支える血の量に不足を生じた病態で，貧血症状，顔色不良，皮膚の乾燥，こむら返り，爪の異常，知覚異常，睡眠障害などがみられます．
瘀血：血の巡りが停滞した病態で，主として微小循環障害や，血液レオロジー異常を生じます．顔面の色素沈着，眼輪部のくま，粘膜の暗赤紫化，月経異常などの症候を認めます．腹診において，特徴的な圧痛点を認め，診断の助けとなります．
水毒：生体の栄養・代謝などの物質的側面を支える水に異常をきたした病態で，浮腫やめまい，水様下痢などの症状を呈します．天候の悪化で体調を崩したり，車酔いしやすかったりなどの徴候を認めます．舌の腫大や歯痕は水毒を示唆する重要な所見です．腹診において，上腹部を叩くとポチャポチャと音がすることがあります（振水音）．
→ **心下の水の滞り（痰飲）は口内炎発症の要因となることがあります．**

「口内炎」四大処方を学ぼう！

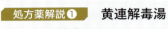 **黄連解毒湯**

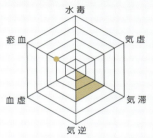

全身の熱症状に用いられる代表的漢方薬です．のぼせや顔面紅潮など身体の熱症状や，口内炎，鼻出血，瘙痒感を伴う赤みの強い皮膚症状などの炎症を伴う病態に対し有効です．さらにはイライラ，不眠，精神不安などの精神症状などにも，幅広く応用されます．心の陽気が病的に過剰となり，交感神経が緊張した病態に適応となります．口腔内の熱を主体とした口内炎には第一選択薬になります．

処方薬解説❷ 半夏瀉心湯

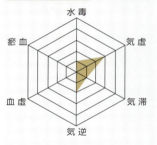

　みぞおちがつかえ，時に悪心，嘔吐があり，胸やけ，ゲップ，食欲不振を訴える場合に用います．腹が鳴って軟便または下痢傾向があることは本方の使用目標となります．ストレスに関連する不安・不眠などの精神神経症状にも対応するため，神経性胃炎やストレスに伴う口内炎などにも応用されます．化学療法・放射線療法誘発性の口内炎を軽減するとの報告[1]があり，その際は，口にふくんでゆっくり服用することが重要です．

処方薬解説❸ 補中益気湯

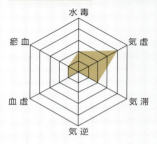

　人参・黄耆を含み（参耆剤），補剤の代表薬として広く臨床で使用されている方剤です．広義の柴胡剤であり，基本病態は陽証に用いる漢方薬と理解されます．微熱や倦怠感が持続し，食欲不振を訴え，術後・病後・産後などで体が衰弱し，免疫力が低下している場合などに用います．脾の衰えを背景とし，疲労や倦怠感などの気虚が著しく，気力の低下，脱力感，食欲不振，口内炎，内臓下垂などを訴える場合に用いられます．

処方薬解説❹ 六君子湯

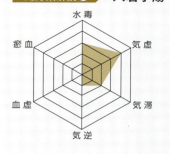

　胃腸機能低下のため，食欲不振，胃もたれ，胃部不快感などを訴える場合に用います．脾の機能低下により気の生成が低下した気虚の病態や，さらに心下の水の滞り（痰飲）を伴う場合に適応となります．消化不良でみぞおちがつかえ，口内炎，胃もたれ，嘔吐などを生じる場合に用います．腹診にて胃部振水音を認めることは，本方を用いる指針になります．

13 口内炎

「口内炎」四大処方の使い分け

　今回解説した4処方に対する，口内炎を訴える人の分布を図Ⅱ-13-1に示します．横軸には陰陽の病態を，縦軸には口内炎を訴える人の割合をとっています．陽とは熱性，活動性，発揚性の状態を意味します．一方，陰とは，寒性，非活動性，沈滞性の状態を意味します．今回の4処方においては，黄連解毒湯，半夏瀉心湯，補中益気湯は陽の病態に，六君子湯は陰の病態にそれぞれ適応になります．抗病力の有無をみる虚実の視点からは，黄連解毒湯は実証に，半夏瀉心湯は虚実間証に，補中益気湯，六君子湯は虚証に適応となります．

　先ほどの症例を考察してみましょう．まず陰陽については，暑がりであること，舌診での乾燥した白苔から陽証と判断します．脈力はやや虚で，腹力は中等度であることから，やや虚〜虚実間証と考えます．気血水では，疲れが残る，下痢しやすいは気虚を，動悸する，手掌の発汗は気逆を示唆します．以上をまとめると，陽証でやや虚〜虚実間証，気虚・気逆の病態と考えます．不登校の既往があることや，仕事の忙しさなどからは，ストレス性の口内炎と考えます．陽証であることからは，六君子湯が除外され，黄連解毒湯，半夏瀉心湯，補中益気湯の鑑別となります．心下痞鞕を認めることは人参剤の適応と考えられます．さらに，脾虚をベースとした気虚・気逆の病態であり，半夏瀉心湯と補中益気湯が残ります．ストレスによる気逆が主であり，気虚はそれほど顕著でないこと，腹中雷鳴を認めることから半夏瀉心湯を選択しました．同薬を処方するとともに，局所には口腔用軟膏を併用しました．口内炎はすみやかに改善したため，2週間の服用で廃薬としました．

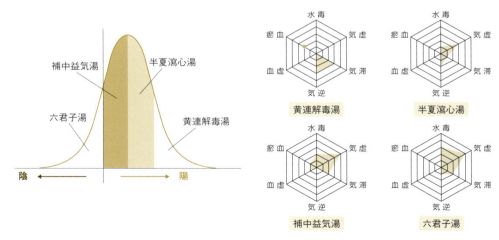

図Ⅱ-13-1　口内炎を訴える人の分布

より理解を深めるためのワンポイント

補法と瀉法

　日本漢方において，病因と生体の闘病反応の強さや病態の充実度を，虚実という用語で表現します．虚実はあくまで闘病反応の強さを表すものさしであり，生体自身の体力の有無を示すものではありません．闘病反応の弱いものが虚証，強いものが実証，虚証と実証の中間は虚実間証と考えます．虚実は一般的には脈力や腹力で判断しますが，眼光・音声に力があることや，病状が激しい場合には実証，気力がない，倦怠感，病状が穏やかな場合は虚証と判断します．虚実に対する治療方針として，実証に対しては亢進した機能を抑制したり，過剰物質を排除したりする治療法を行います．このような治療法を「瀉法」といい，過剰な反応を抑えることで生体を病態から回復させます．瀉法に用いる生薬には，大黄（だいおう），桃仁（とうにん），牡丹皮（ぼたんぴ），黄連，石膏（せっこう）などがあります．一方，虚証に対しては不足しているものを補う治療法を行います．このような治療法を「補法」といい，病因に対し弱い闘病反応しか示せない低下した体力を補うことで，病態を早期に収束させます．補法に用いる生薬には，人参，黄耆，附子（ぶし），乾姜，当帰などがあります．

「口内炎」の処方を復習しよう！

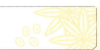

症例 ❶

- 44歳，女性．事務職．中国人．身長159 cm，体重55 kg．
- 主訴は，口内炎ができやすい．
- 小学生の頃から口内炎ができやすい．口内炎が悪化のたびに中医師の治療を受けていた．中薬を服用すると効果はあるが，薬を中止すると悪化した．日本の大学へ留学のため来日．卒後一時中国に戻るが，再び日本に戻り30歳で結婚（中国人）．その後は日本で就職し生活している．口内炎をしばらく自覚することはなかったが，2週間前に口の中を噛んで口内炎になってから，口内炎を繰り返すようになった．そのためか食欲も低下している．今回，漢方治療を希望し当院を受診となった．疲れやすい，風邪をひきやすい，食欲がない，下痢しやすい，食後眠くなる，寒がりである，手足が冷える，冷房は嫌いである，冬は電気毛布やカイロが必要，よく立ちくらみする，何となくため息をつきたくなる，月経周期は順調．
- 脈はやや沈，脈力は虚．舌は正常紅，軽度腫大あり，湿潤した微白苔を被る．腹力は軟弱で，心窩部の抵抗・圧痛あり，両側に軽度臍傍圧痛を認めた．

着眼ポイント ▶ 陰証で消化機能低下を伴う口内炎．

13　口内炎

症例❷

- 37歳，女性，事務職．身長158 cm，体重57 kg.
- 主訴は，口内炎を繰り返す．
- 気管支喘息のためステロイド吸入薬を使用中の方．半年ほど前に風邪をひいた後から口内炎を繰り返すようになった．血中亜鉛値を測定したところ63 μg/dLと低値であり，亜鉛剤の投与を開始した．その後，口内炎出現の頻度は減少したものの持続のため，漢方薬による治療を検討した．倦怠感がある，疲れやすい，気力がない，何となく気分がすぐれない，風邪をひきやすい，顔がほてる，目が疲れる，腹が張ることがある，月経周期は順調．
- 脈は浮沈中間で，脈力はやや弱，弦．舌は正常紅で，乾燥した微白苔を被る．腹力はやや軟弱で，心窩部に抵抗・圧痛あり，両側軽度胸脇苦満，両側臍傍圧痛を認めた．

着眼ポイント 陽証で気虚を主体とした口内炎．

症例❸

- 76歳，女性，無職．身長150 cm，体重46 kg.
- 主訴は，両頬がかっかと熱くなる，口内炎．
- 2〜3年前コロナ禍となり，マスク生活が始まった頃からマスクの下が赤くほてるようになった．皮膚科を受診しビタミン剤や軟膏の治療を受けたが，症状の改善は得られなかった．半年前から両上腕と両大腿部に痛みがあり，近医でリウマチ性多発筋痛症との診断をうけ，ステロイド内服薬が開始となった．その後も顔のほてりは変わらず，しばしば口内炎を自覚するようになった．皮膚科医からは皮膚ではなく自律神経の問題といわれ，知人から漢方治療を勧められ当院を受診となった．受診時プレドニゾロン2.5 mg×2を内服中であった．上半身ことに顔面がのぼせる，足の裏がほてる，物にかぶれやすい，すぐアザになる，よく口内炎になる，両頬に強い赤みあり．
- 脈はやや浮で，脈力は中間．舌はやや暗赤紅で，乾燥した微白苔を被る．腹力は中等度で，両側臍傍圧痛を認めた．

着眼ポイント 陽証で熱を主体とした口内炎．

症例❹

- 50歳，女性，会社員．身長160 cm，体重58 kg.
- 主訴は，口内炎，下痢．
- 頭痛，肩こりに対し川芎茶調散を服用中の方．お盆休みに家族と東北旅行をし，その直後に長崎へ出張で出かけた．ストレスにより暴飲暴食をしたためか，体重が2 kg増加した．その頃から口内炎が3〜4個出現し，下痢が続いている．

143

Ⅱ　症候から考える処方プロセス

今回，症状が持続のため当院を再診となった．疲れやすい，翌朝疲れが残る，暑がりである，汗をかきやすい，食欲がない，口内炎ができやすい，ストレスでお腹をこわしやすい，月経周期は不順で遅れる．

- 脈は浮沈中間で，脈力は中間．舌は正常紅，乾燥した微白苔を被る．腹力は中等度で，心窩部の抵抗・圧痛あり，両側臍傍圧痛を認めた．

> **着眼ポイント** 陽証でストレスを背景とした口内炎と下痢．

▶文献

1) Mori K, et al: Preventive effect of Kampo medicine (Hangeshashin-to) against irinotecan-induced diarrhea in advanced non-small cell lung cancer. Cancer Chemother Pharmacol, 51: 403-406, 2003.

症例に処方した漢方薬

症例❶：六君子湯

同薬を服用後2週間は全く口内炎を自覚することはなかった．食欲も通常に戻ったとのことであり同薬を継続した．その後も経過良好であり，約2ヵ月の服用で廃薬とした．

症例❷：補中益気湯

亜鉛剤を継続のまま補中益気湯を併用した．同薬を服用後，徐々に口内炎の出現頻度は減少した．その後，全く口内炎を自覚することがなくなったため，亜鉛剤の中止に引き続き，補中益気湯は約半年間服用したのち廃薬とした．

症例❸：黄連解毒湯

服用2週間目から両頬の赤みはわずかに薄らいできた．半年ほどの服用で，両頬の赤みはわずかに残るものの，かっかと熱くなることはなくなった．それと同時に口内炎の出現も全く認めていない．その後も経過良好のため，現在も同薬を続服中である．なお，プレドニゾロンは2.5mgを隔日服用まで漸減となっている．

症例❹：半夏瀉心湯

服用後から，すみやかに下痢症状は改善し，まもなく口内炎も消失した．2週間の服用で従来服用中であった川芎茶調散に処方を戻し，同薬を継続中である．

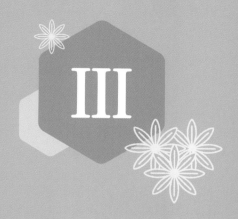

III

漢方診療実践の
ポイント・ヒント

1 医師は何をよりどころとして漢方薬を処方するのか？

漢方処方の実際

まずは，漢方薬がどのような思考で処方されるのかを考えてみましょう．漢方治療を希望する患者に対して，実際の臨床の現場における医師の対応は，以下に示すような4つのパターンが想定されます．

---

① **西洋医学的アプローチ**
西洋医学的エビデンスがあるもののみを使う
② **漢方医学的アプローチ**
漢方を理解して使う
③ **よくわからないまま使う**
患者の希望など
④ **使わない**
漢方が嫌い

A 西洋医学的アプローチにより漢方薬を処方する

現代医学においては，エビデンスに基づく診療が求められています[1]（表Ⅲ-1-1）．そのため，漢方薬の選択に際しても，多くの医師はエビデンスに基づく処方薬の選択を行っています．六君子湯が消化器領域で頻用されるのは，数多くの臨床研究によりその有効性が報告[2,3]されているためであり，『機能性消化器疾患診療ガイドライン2021』にも，「機能性ディスペプシアの治療として漢方薬は有用か？」というクリニカルクエスチョンに対し，「六君子湯は有用

表Ⅲ-1-1　エビデンス・レベル

Ⅰa	複数のランダム化比較試験のメタ分析による
Ⅰb	少なくとも1つのランダム化比較試験による
Ⅱa	少なくとも1つの非ランダム化比較試験による
Ⅱb	少なくとも1つのほかの準実験的研究による
Ⅲ	コホート研究や症例対照研究，横断研究などの分析疫学的研究による
Ⅳ	症例報告やケース・シリーズなどの記述研究による
Ⅴ	患者データに基づかない，専門委員会の報告や権威者の意見による

であり使用することを推奨する（エビデンスレベルA）」との記載があります．漢方医学は「個の医療」を重視するため，病名に対する治療薬の選択を行わないことが原則です．ただし，六君子湯のように西洋医学的手法によって有効性が証明されている漢方薬については，病名治療を行うことはあながち誤りとはいえません．機能性ディスペプシアは，五臓における脾（＝消化吸収を司る臓）の失調状態である脾虚と類似した病態を示します．六君子湯は脾虚の代表的治療薬であり，機能性ディスペプシアのよい適応となります．ただし，六君子湯は漢方医学における陰証（＝寒の病態）に用いる漢方薬であることを念頭に置くことは重要であり，陽証（＝熱の病態）の場合には半夏瀉心湯を治療薬として選択します．

B 漢方医学的アプローチにより漢方薬を処方する

　まず症例を提示します．主訴は胃もたれ，食欲低下であり，他院で六君子湯が処方されたものの症状が改善せず，当院を受診された患者です．どのような漢方薬を選択するか考えてみてください．

◉ 症例

- 48歳，男性，会社員，身長161 cm，体重43 kg．
- 主訴は，胃もたれ，食欲低下．
- もともと胃腸虚弱があり食欲不振のため，近医より六君子湯が投与されていた．健診にてヘリコバクター・ピロリ菌が陽性であることが判明し，除菌療法が施行された．その後の検査でヘリコバクター・ピロリ菌が陰性となったものの，胃部症状は持続した．六君子湯の継続にても症状が改善しないため，当院を初診となった．
- 血圧100/64 mmHg，脈拍57/分・整，体温36.2℃．やせ型で顔色不良，胸腹部に異常所見なし，神経学的異常所見なし．
- 漢方医学的所見：何となく気が落ち着かない，嫌な夢をよく見る，寒がりである，口唇が荒れる，目が疲れる，胸やけしやすい，やや便秘気味．
- 脈候：やや沈，やや弱．
- 舌候：正常紅，軽度腫大あり・歯痕なし，乾湿中等度の微白苔．
- 腹候：腹力はやや軟弱，臍上悸，両側腹直筋の緊張．

1. 考　察

　主症状は胃部症状であり，機能性ディスペプシアとの判断で六君子湯を処方するのは，ガイドラインに基づいた治療として適切な選択です．漢方医学的にも陰証で虚証の病態であり，六君子湯の処方は正しい治療といえます．ところが症状の改善が得られていないため，証を立て直す必要があります．そこで，さらに問診を進めてみました．

2. 経　過

　詳しく話を聞いてみると，会社での上司との人間関係や，仕事でなかなか昇進ができず，後輩に追い越されたりしていること，さらには長男が自閉スペクトラム症であることに不安を抱えていると話をされました．不安がベースとなり症状発現の一因となっていると判

断し，六君子湯から桂枝加竜骨牡蛎湯に転方しました．同薬を服用後から食欲が増し，前向きな発言も聞かれるようになりました．趣味のギターを再開し，人前で歌を披露することを楽しむようになり，現在も同薬を続服中です．

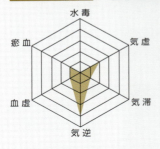

処方薬解説❶　桂枝加竜骨牡蛎湯

体力の低下した人で，症状の根底に強い不安感を抱えているような場合に適応となります．不安感のために神経過敏となり，動悸や不眠など，いろいろな症状を訴えることがあります．しかし，その要因はあくまで根底にある不安であるため，桂枝加竜骨牡蛎湯を用いて不安感を改善することにより，各種の症状を緩和することができます．竜骨・牡蛎の入った漢方薬は，動揺する精神を安定させる効果があり，「悪夢を見る」というキーワードは本方の使用目標になることがあります．気滞をベースとし，気逆が併存したような病態に用います．竜骨・牡蛎にはともにカルシウムが含まれます．カルシウムには精神安定作用があり，これら生薬の薬効の一助となっていると考えられます．

C／よくわからないまま漢方薬を処方する

漢方薬が広く普及するようになり，さらには情報過多の時代となり，患者自身が特定の漢方薬を希望される場合があります．その際，まずは患者の希望に従い漢方薬を処方することもありますが，明らかに適応病態と異なる場合は適切な漢方薬を処方しなければなりません．症例を示します．食欲がないとの症状でしたが，患者自身が認知症ではないかと判断し，医師に抑肝散の処方を希望されたケースです．どのような漢方薬を選択するか考えてみてください．

症例

- 81歳，女性，無職，身長148 cm，体重42 kg．
- 主訴は，食欲がない，やる気が出ない．
- 昨年7月に白内障の手術を受けたが，術後眼が見えすぎて精神的に参ってしまった．その後食欲がなくなり，41 kgあった体重が39 kgまで減少した．10月に精神科を受診したところ，老人性うつと診断され，向精神薬が処方された．同年12月には99歳の母親が他界し，さらに元気がなくなった．テレビで認知症に抑肝散がよいというのを見て，精神科で相談したところ抑肝散が処方された．その後も食欲がない，やる気が出ないなどの症状が持続するため，漢方専門医での診療を希望し，翌年4月に当院を初診となった．
- 血圧120/72 mmHg，脈拍68/分・整，体温36.2℃．やせ型で顔色不良，胸腹部に異常所見なし，神経学的異常所見なし．

- 漢方医学的所見：何となく気分がすぐれない，やる気が出ない，食欲がない，寝つきが悪い．
- 脈候：やや沈，やや弱．
- 舌候：正常紅，乾湿中等度の微白苔．
- 腹候：腹力はやや軟弱，心窩部に抵抗・圧痛，両側季肋下に抵抗・圧痛，小腹不仁．

1. 考 察

精神科で老人性うつと診断され，向精神薬が処方されたものの無効であり，認知症と自己診断した方です．テレビで見た情報をもとに主治医に抑肝散の処方を希望し，医師もそれに応じて同薬の処方を行いました．もともと認知症との診断も不確かであり，さらに抑肝散は認知症による周辺症状のなかでも，イライラや易怒性などの陽性症状に適応となる漢方薬です．本症例のように陰性症状を訴えている場合には，全く真逆の薬効を示すため，抑肝散は不適切な漢方薬ということになります．

2. 経 過

抑肝散の服用を中止とし，加味帰脾湯（かみきひとう）に転方しました．同薬を服用後からよく眠れるようになり，食欲も出てきました．少しずつ元気になり，やる気も出てきたとのことであり，同薬を継続しました．

処方薬解説❷　抑肝散

イライラ，興奮，易怒性などの肝気の昂ぶりに対し，構成生薬である柴胡（さいこ）・釣藤鈎（ちょうとうこう）は肝気を鎮める効果があります．交感神経が緊張したような気逆病態に用いられます．認知症により理性や社会性などという行動抑制がきかなくなり，本能的・情動的に行動してしまうような興奮状態に適応となります．抑肝散が認知症患者の行動障害と日常生活動作の改善に有効であったとの報告[4]があります．

処方薬解説❸　加味帰脾湯

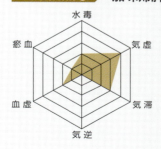

脾（＝消化吸収を司る臓）の失調による病態が適応となります．精神不安があり，くよくよ思い悩むタイプの不眠や不安症の方に効果があります．あれこれと心配性で，こころのエネルギーが低下してしまったようなときに，こころの栄養を補給するような漢方薬です．気虚をベースに気滞を伴ったような病態に適応となり，心血を補う酸棗仁（さんそうにん）を含むため，心労による不眠にも用いられます．認知症の周辺症状のなかでも，精神不安や気力の低下などの陰性症状に対し有効との報告[5]があります．

D / 漢方が嫌いだから処方しない

　国内の医師を対象とした近年のアンケート調査において，医師のうち86.7％が日常的に漢方薬を活用しているとの報告[6]があります．一方で，漢方薬を活用する医師の約半数は，漢方薬の処方根拠として漢方医学的診断(＝証)を考慮していないとの結果でした．今後の課題としては，「漢方薬の有効性に関するエビデンスの集積」と「漢方医学的診断の標準化」が最も多くあげられました．学問は常に進化していかなければなりません．わが国の伝統医学である漢方医学を進化させていくことにより，漢方嫌いの医師を減らしていくことも重要な課題です．

西洋医学と漢方医学の処方プロセスの違い

　西洋医学と東洋医学それぞれの，治療薬選択に際しての思考プロセスを示します(図Ⅲ-1-1)．同じ患者を診察する場合においても，西洋医学と漢方医学の診察法は異なっています．西洋医学においては，各種検査を実施し診断を決定することで治療法が確定します．一方，漢方医学においては，脈診・舌診・腹診といった独特の診察を行い，漢方医学的診断(＝証)を決定することで治療薬が確定します．証に基づいて漢方薬を選択することを随証治療といいます．ここで重要なことは，西洋医学的診断に基づく漢方薬の選択は，あくまで正しい思考過程とはいえません．ただし，疾患の特性が漢方医学的病態と共通することがあり，そのような場合においては，病名治療による処方選択は正しい判断となり

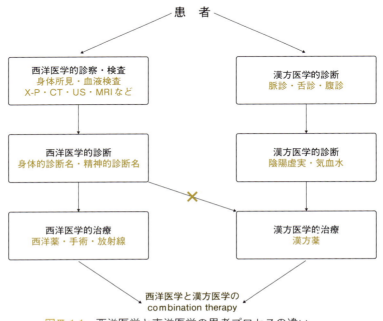

図Ⅲ-1-1　西洋医学と東洋医学の思考プロセスの違い

ます．漢方医学の診療体系は，西洋医学とは異なるフォーマットであり，漢方医学的思考により正しく漢方薬の選択ができるよう，基本知識を身につけておくことは重要です．

1つの医師免許証で，西洋薬も漢方薬も両方処方できるのは，東アジアにおいて日本が唯一の国です．今後，西洋医学と漢方医学のcombination therapyを行うことにより，世界的に類をみない日本独自の医療体系が確立することを願っています．

➤ 文献

1) 福井次矢：エビデンスに基づく診療ガイドライン. 日内会誌, 99：2941-2943, 2010.

2) Tominaga K, et al：Rikkunshito improves symptoms in PPI-refractory GERD patients：a prospective, randomized, multi-center trial in Japan. J Gastroenterol, 47：284-292, 2012.

3) Tominaga K, et al：Rikkunshito simultaneously improves dyspepsia correlated with anxiety in patients with functional dyspepsia：A randomized clinical trial（the DREAM study）. Neurogastroenterol Motil, 30：e13319, 2018.

4) Iwasaki K, et al：A randomized, observer-blind, controlled trial of the traditional Chinese medicine Yi-gan san for improvement of behavioral and psychological symptoms and activities of daily living in dementia patients. J Clin Psychiatry, 66：248-252, 2005.

5) Nogami T, el al：Traditional Chinese medicine Jia Wei Gui Pi Tang improves behavioural and psychological symptoms of dementia and favourable positive emotions in patients. Psychogeriatrics, 23：503-511, 2023.

6) Uneda K, et al：Current situation and future issues with Kampo medicine：A survey of Japanese physicians. Tradit Kampo Med, 11：156-166, 2024.

2 たかが便秘，されど便秘

たかが便秘、されど便秘

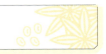

　「便秘くらいなら市販薬で十分」という考えから，アントラキノン誘導体を含む便秘薬（大黄，センナ，アロエなど）が，気軽に使用されることがあります．とくに若い女性などがダイエットを目的として，安価で手軽に服用できる便秘薬を連用することがあり注意が必要です．アントラキノン系の刺激性下剤は，大腸への作用が強力な一方で，持続して服用することにより習慣性が生じます．つまり，刺激性下剤を服用しないと便が出ない，あるいは服用しても効かないといったことが起こってきます．さらには，刺激性下剤を長期に使用すると大腸メラノーシスを発症します．漢方薬の下剤に含まれている大黄を長期に服用すると大腸メラノーシスを発症することが知られており，漫然と大黄剤（＝大黄を含む処方群）を処方しないよう注意が必要です．一方で，便秘とそうでない方を15年間追跡すると，便秘患者は非便秘患者よりも20％以上死亡率が高いという報告[1]があり，近年慢性便秘症に対する見方が大きく変化してきています．今や便秘症は全身疾患のひとつと捉えられるようになり，病態に沿った適切な治療が求められるようになってきました．最近では新規便秘薬が相次いで発売され，2023年には『便通異常症診療ガイドライン』の改訂版が発刊されました．このように便秘に対する治療は大きく様変わりしてきています．漢方治療においても，アントラキノン系刺激性下剤である大黄剤一辺倒ではなく，各種病態に合わせた治療薬を選択することが重要となっています．表Ⅲ-2-1に大黄剤の適応の見分け方[2]を示します．

　症例を提示します．どのような漢方薬が適応となるか考えてみてください．

症例

- 30歳，女性．公務員．身長164 cm，体重54 kg．
- 主訴は便秘．
- 中学生の頃から便秘で3日に1回程度の排便であった．その後，便秘はますます悪化し，1週間便が出ないこともしばしばであった．4年前から市販の便秘薬（コーラック）2錠を服用しないと便が出なくなり，週1回は便秘薬を飲んで便を出すという状態であった．しかし，下剤を服用するとお腹が痛くなり，排便時は必ず下痢をするとのことであった．下剤を長期に服用することの不安があり，漢方薬で便秘が改善できないかと思い当院を受診となった．また，結婚後1年で挙児の希望もあり．

- 血圧106/56 mmHg，脈拍77/分・整，体温36.7℃．胸腹部に異常所見なし．神経学的所見も異常なし．
- 漢方医学的所見：疲れやすい，気力がない，寒がりである，手足が冷える，冷房は嫌いである，熱い風呂が好き，腹の張ることがよくある，生理は順調である．
- 脈候：やや沈，やや弱．
- 舌候：正常紅，腫大・歯痕なし，湿潤した微白苔．
- 腹候：腹力中等度〜やや軟，両側腹直筋緊張，両側軽度胸脇苦満，両側臍傍圧痛，回盲部圧痛．

1. 経　過

　大建中湯7.5g分3と桂枝加芍薬大黄湯7.5g分3を併せて処方しました．服用に際しては，腹痛が強い場合には桂枝加芍薬大黄湯を減量するよう話しました．同薬を服用してからも依然1週間に1回の排便であったものの，市販の便秘薬が不要となり腹痛もなくすっきり便が出るようになりました．その後も漢方薬の服用を継続することで，排便が3〜4日に1回の頻度となり，最近ではほぼ毎日便が出るようになったと喜ばれました．挙児の希望もあり，今後は桂枝加芍薬大黄湯を減量していく予定です．

2. 考　察

　本例は冷えなどの自覚症状や脈診や腹診などから陰証で虚証と判断しました．このような症例に対しては，桃核承気湯，大黄牡丹皮湯，通導散などの陽証で実証に用いる大黄剤は適応となりません．若年者であり下剤の使用により腹痛・下痢を認めることから，いわゆる排便回数減少型[3]の便秘と考えられ，このような病態に対しては大黄を含む漢方薬の選択は慎重でなければなりません．大建中湯は体力が低下した人で，手足や腹部が冷え，腹部膨満・鼓腸を呈している場合に用いられる漢方薬で，消化管運動を亢進させるという研究報告が多々あります．本症例は冷えを伴う便秘の方であり，大建中湯を選択しました．しかし，市販の刺激性下剤を長期間服用していたという既往があり，少量の大黄が必要と考え桂枝加芍薬大黄湯を併せて処方しました．陰証に用いる下剤としては麻子仁丸も鑑別にあげられますが，同薬は排便困難型[3]の便秘に適応となることが多く，本例においては桂枝加芍薬大黄湯を選択しました．漢方薬服用後より便通の経過もよく，今後は妊娠準備も含めた漢方薬の選択を検討中です．

表Ⅲ-2-1　大黄剤の適応を見きわめる！

①若年者・虚弱者にはなるべく大黄剤を使用しない
②腹部の冷えがある場合は大黄剤の適応となることは少ない
③下剤の服用で腹痛・腹満の有無を聞く 　腹痛・腹満あり→大黄剤の不適応 　腹痛・腹満なし→大黄剤の適応
④刺激性下剤の長期服用歴がある方は大黄剤の使用を考慮する 　（ただし，大黄はなるべく最小量の使用に留める）

処方薬解説❶　大建中湯

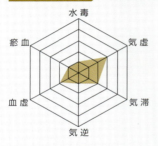

　体力が低下した人で，手足，腹部が冷え，腹痛や腹部膨満感，鼓腸を呈している場合に用いられます．胃腸が寒に侵され，消化管の蠕動が失調した場合に適応となります．大黄剤の適応とならない便秘症の方に用いられますが，大建中湯と大腸刺激性下剤との併用は，慢性便秘症患者の膨満感と腹痛を軽減し，その作用の一部は腸管内ガス量の減少によるものと考えるとの報告[4]があります．薬理学的には，腸管蠕動の調節作用，腸管血流増加作用などが知られていますが，主病態は冷えであることを念頭に入れておくことは重要です．

処方薬解説❷　桂枝加芍薬大黄湯

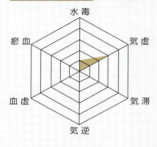

　比較的体力のない人で，腹部が膨満し，腸管内の停滞感や腹痛がある場合に用います．腸管運動を調整する作用をもつ桂枝加芍薬湯に，大黄2gを付加した漢方薬です．便意があっても快く排便しない場合，刺激性下剤を用いると腹痛を伴う場合などに適応となります．腹診における腹直筋の緊張は，本方を用いる指針となり，排便回数減少型と排便困難型の合併例にも有効と考えます．腹部に冷えがあり膨満感を伴う場合は，大建中湯を併用する場合があります．

― 処方決定のポイント ―

① **大黄剤が使えるかどうかを見きわめる**
排便困難型（大黄の適応）：麻子仁丸
排便回数減少型（大黄の不適応）：大建中湯，桂枝加芍薬（大黄）湯
② **陰陽を見きわめる**
陰証：桂枝加芍薬大黄湯，麻子仁丸
陽証：桃核承気湯，大黄牡丹皮湯，通導散

▶文献

1) Chang JY, et al：Impact of functional gastrointestinal disorders on survival in the community. Am J Gastroenterol, 105：822-832, 2010.
2) 谷川聖明：高齢者の元気をサポートする漢方処方プロセス，南山堂，2024．
3) 日本消化管学会（編）：便通異常症診療ガイドライン2023，南江堂，2023．
4) Horiuchi A：Effect of traditional Japanese medicine, Daikenchuto (TJ-100) in patients with chronic constipation. Gastroenterology Res, 3：151-155, 2010.

3 ▶ 原因不明の腹痛に当帰湯

　現代医学的な検査からは異常が認められない病態に対し，漢方薬が著効を示すことをしばしば経験します．現代医学が器質的な異常を重視するのに対し，漢方医学は器質的側面ばかりでなく，機能的側面からのアプローチを行うことができます．そのため，患者からは症状発現に至った背景はもとより，その方の生活歴，家族構成，食生活，社会的背景などを詳細に聴取する必要があります．このように「心身一如」の考え方から治療薬を選択することができるのは，漢方医学のメリットのひとつです．あちらこちらの医療機関でよくならなかった患者の症状を，漢方薬による治療で解消せしめることができるのは，漢方治療を実践する医療者にとっての醍醐味です．

　産後に心身の疲弊状態をきたし，腹痛発作のため救急病院の受診を繰り返した患者に対し，漢方治療が有効であった症例を提示します．

◉症例

- 28歳，女性，主婦．身長150 cm，体重58 kg．
- 主訴は，右側腹部から背部にかけての刺すような痛み．
- 半年前に第1子を出産．その後，住居の部屋が狭いことにストレスを感じるようになった．4ヵ月ほど前から右側腹部から背部にかけての刺すような痛みを自覚するようになった．いろいろな医療機関を受診したが異常は指摘されず，その後も症状は持続した．腹痛発作は毎週末の早朝に出現し，転げ回るほどの激痛のため，その都度救急外来を受診し鎮痛薬が処方されたが，症状の改善は得られなかった．腹痛の原因精査を希望し総合病院内科を受診したものの，十分な検査がなされていることの説明を受け，漢方治療の適応ではないかとのことで当院へ紹介となった．
- 血圧110/70 mmHg，脈拍72/分・整，体温36.2℃．意識清明，胸部聴打診上異常なし，腹部で腫瘤を触知せず，下腿に浮腫を認めない．神経学的に異常所見なし．
- 漢方医学的所見：疲れやすい，気力がない，体全体が重い，気分がイライラする，食後すぐ眠くなる，寒がりである，肩がこる，眼が疲れる．翌朝疲れが残る，何となく気分がすぐれない，ささいなことが気になる，ガスがよく出る．
- 脈候：やや沈，やや弱．
- 舌候：正常紅，軽度腫大・歯痕あり，湿潤した白苔．
- 腹候：腹力中等度〜やや軟で，その他所見なし．

Ⅲ 漢方診療実践のポイント・ヒント

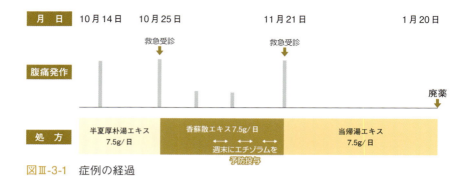

図Ⅲ-3-1 症例の経過

1. 経 過

　気滞による腹痛と考え，半夏厚朴湯エキス7.5gを分3で投与し，腹痛時に芍薬甘草湯エキス2.5gを頓服するよう話しました．しかし，漢方薬服用10日後にいつもの腹痛発作があり救急外来を受診しました．芍薬甘草湯エキスの頓服は効果がなかったとのことでした．そこで，香蘇散エキス7.5g分3に転方し，腹痛発作が起こる週末夜にエチゾラムを眠前服用としたところ，腹痛発作は認めるものの自制内にとどまりました．ところが，1ヵ月後に再度腹痛発作があり救急外来への受診が必要となりました．そこで当帰湯エキス7.5g分3へ転方したところ，その後一度も腹痛発作は出現せず，経過良好のため約3ヵ月の服用で廃薬としました（図Ⅲ-3-1）．

2. 考 察

　当帰湯は，中国の唐代に編纂された『備急千金要方』が出典です．江戸時代の名医である浅田宗伯（1815〜1894）の処方運用の秘訣をまとめた『勿誤薬室方函口訣』には，「心腹，絞痛，諸虚，冷気，満痛を治す」との記載があり，寒冷により腹部膨満感や腹痛を自覚する場合にしばしば用いられます．適応病態は気虚と血虚を基盤に胸腹部の気滞を生じた状態であり，寒冷刺激により気滞の症状が悪化するのが特徴です．今回，半夏厚朴湯や香蘇散などの気滞に対する代表的治療薬を用いても症状は持続しました．当帰湯には半夏・厚朴といった理気薬（＝気を巡らせる生薬）のほか，補気薬である人参・黄耆が，補血薬である当帰・芍薬が，さらに山椒，乾姜などの熱薬が加わり，心身の疲弊状態を改善する薬効を有するものと考えます．本症例は，出産後に心身の疲弊状態をきたし，腹痛発作を発症したものと考えられ，当帰湯によりすみやかに症状の改善が得られました．諸検査にても診断に至らない原因不明の腹痛に対し，当帰湯で心身の疲弊状態を改善することで症状の改善が得られることが示唆されました．現代医学的観点から診断がつかない場合でも，漢方医学的病態把握によって良好な経過を得られることがあり，患者の背景を含めた詳細な情報収集が必要であると考えます．

3 原因不明の腹痛に当帰湯

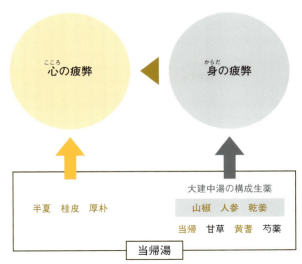

図Ⅲ-3-2 当帰湯の構成生薬とはたらき
色文字は温める生薬

処方薬解説❶ 当帰湯

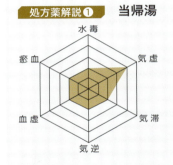

　比較的体力の低下した冷え症の人で，胸腹部から背部にかけての痛みを訴える場合に用います．大建中湯に含まれる4つの生薬のうち，膠飴を除く人参・乾姜・山椒が含まれ，胃腸の働きを高めながら，気血を補い温める作用があります（図Ⅲ-3-2）．補気・補血で身体的側面に作用するばかりでなく，心の疲弊を立て直す効果があります．さらには，気滞を改善する生薬を含むため，ストレス由来の症状に対しても対応することができます．原因不明の腹痛で，冷えにより増悪する場合にも有効です．

4 気剤の中にても 揮発の功あり

　老年期うつ病は中年の発症とは異なり長い経過をとることが多く，また抗うつ剤の治療効果が得られない難治例も少なくありません．抗うつ剤の投与にても症状の改善が得られず，入院が長期化した難治性の老人性うつ病に対し，香蘇散の投与にて良好な経過が得られた2症例を提示します．2症例とも，私が以前に勤務していた総合病院東洋医学科での経験です．

◎症例1

- 77歳，男性．無職（元管理職）．身長161 cm，体重43 kg.
- 主訴は，口がまずい，元気がない，お腹がゴロゴロする．
- 現病歴：会社を定年後から集中力がない，食欲がないなどの抑うつ症状が出現し，近医から抗うつ薬の投与を受けていた．その後，うつ症状の悪化を認めたため総合病院精神科を紹介され，老人性うつ病の診断で同科へ入院となった．各種向精神薬の投与にても主訴が持続し，半年以上の長期入院を余儀なくされた．食欲の低下も認めたため，漢方治療を目的に東洋医学科に紹介となった．
- 既往歴：27歳時肺結核で胸郭形成術，37歳時痔手術．
- 血圧110/54 mmHg，脈拍72/分・整，体温36.8℃．意識清明，胸部聴打診上異常なし，腹部で腫瘤を触知せず，下腿に浮腫を認めない．神経学的に異常所見なし．
- 漢方医学的所見：顔面はやや抑うつ顔貌，疲れやすい，気力がない，集中力がない，何となく気分がすぐれない，口がまずい，食欲がない，お腹がゴロゴロする．
- 脈候：やや沈，やや弱．
- 舌候：正常紅，軽度腫大・歯痕あり，乾湿中等度の黄苔．
- 腹候：腹力は中等度，上腹部に鼓音，両側腹直筋緊張，臍上悸，小腹不仁．

　胃腸症状を伴った気滞病態と考え，香蘇散エキスを7.5g分3で処方しました．同薬を服用後より胃腸症状の消失とともに食欲も増し，普通に食事を摂取できるようになりました．その後も心身ともに順調に回復し，「元気が出てきた」，「調子がよい」などの言葉が聞かれました．漢方治療開始後約1ヵ月で精神科を退院可能となり，約9ヵ月の入院生活に終止符を打つことができました．

4 気剤の中にても揮発の功あり

◉症例2

- 71歳，女性．無職（旧制女子学校卒）．身長150 cm，体重47 kg．
- 主訴は，食欲がない，眠れない．
- 現病歴：2年ほど前より老人性うつ病の診断で総合病院精神科に通院加療中であった．抗うつ薬などの投与にても症状の改善が得られず，約半年前から同科へ入院療養となった．入院後わずかに症状は軽快したものの，食欲がない，眠れないなどの訴えがあり，漢方治療を目的とし，東洋医学科に紹介となった．
- 血圧124/60 mmHg，脈拍76/分・整，体温36.7℃．意識清明，胸部聴打診上異常なし，腹部で腫瘤を触知せず，下腿に浮腫を認めない．神経学的に異常所見なし．
- 漢方医学的所見：顔面はやや抑うつ顔貌，気力がない，ねつきが悪い，朝早く目が覚める，何となく気分がすぐれない，食欲がない．
- 脈候：やや沈，やや弱．
- 舌候：やや暗赤紅，腫大・歯痕なし，湿潤した白黄苔．
- 腹候：腹力は軟弱，両側腹直筋緊張，臍上悸，小腹不仁．

　各種向精神薬や消化薬などの投与にても食欲低下が持続し，4ヵ月間の入院生活を過ごしていました．症例1の経験をもとに，香蘇散エキスを投与したところ著効し，食欲が亢進し元気ができたため，病棟の卓球大会にも参加できるまでに回復しました．その後も経過良好であり，漢方治療開始から約1ヵ月で退院することができました．

考　察

　香蘇散は，中国宋代に編纂された『和剤局方』に「四時の温疫傷寒を治す」とあり，古くは急性熱性疾患に用いられていた漢方薬です．江戸時代の名医である浅田宗伯（1815～1894）の処方運用の秘訣をまとめた『勿誤薬室方函口訣』には，「此方は気剤の中にても揮発の功あり，故に男女とも気滞にて胸中心下痞塞し，黙々として飲食を欲せず，云々」と記載されています．胸中や心下に停滞した気を巡らせることにより，食欲不振を改善する作用があります．本剤は胃腸症状を伴う気滞病態に対して著効を奏することがしばしばあり，2症例のような老人性うつ病に対しては，有用性が期待できる漢方薬と考えます．気滞病態には半夏厚朴湯もよく用いられますが，半夏厚朴湯証は，「咽中炙臠（炙った肉が咽につまったような感じ）」に代表されるように，訴えが具体的でこだわりが強く，心気的な方に有効です．一方，香蘇散は訴えが漠然として，なんとなく体調が悪いと表現される方に適応となります．表Ⅲ-4-1に半夏厚朴湯と香蘇散の構成生薬（分量）とその薬能を示します．同じく精神症状に用いる桂枝加竜骨牡蛎湯は，安神作用を有する竜骨・牡蛎を含む方剤であり，心の根底に不安感を抱え，神経過敏で不眠や動悸，イライラなどを訴えることが多く，2症例のような気滞病態には適応となりません．

表Ⅲ-4-1　香蘇散と半夏厚朴湯の構成生薬と薬能　　　　　　　　　　　　　　　　(g)

生薬	半夏	厚朴	陳皮	香附子	蘇葉	茯苓	生姜	甘草
薬能	化痰	理気	理気	理気	理気	利水	補気	補気
香蘇散			2.0	4.0	2.0		1.0	1.5
半夏厚朴湯	6.0	3.0			2.0	5.0	1.0	

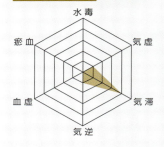

処方薬解説　香蘇散

胃腸が弱く体力の低下した人で，不安，不眠，頭痛，抑うつ気分などの精神神経症状や食欲不振などの胃腸症状を伴う場合に用いられます．胃腸虚弱な気滞を伴う高齢者の食欲不振には第一選沢と考えます．花輪は香蘇散が適応となる人の心理的傾向を「心理的葛藤が内向し鬱々悶々としている．身体表現がへたで精神的な息詰まりを上手に開放できない傾向にある」と記載しています[1]．気滞による便秘型過敏性腸症候群にもしばしば応用されます．甘くて飲みやすいため，漢方薬が苦くて飲めないという方に，まずは香蘇散から服用してもらうことがあります．

▶文献
1) 花輪壽彦：漢方診療のレッスン，金原出版，1995.

5 ▶ がんに対する支持療法

　がん医療では，外科的治療，抗がん薬治療，放射線治療など「がんを治す」治療に加え，これらの治療を受ける患者をサポートする医療も重視されるようになってきました．これを「がんサポーティブケア」といいます．がんに対する漢方治療は，がんの根治や延命に対するエビデンスレベルの高い報告は少ないものの，抗がん剤や放射線治療に適切な漢方薬を組み合わせることで，副作用が軽減されることを示した臨床研究の報告がなされています．漢方薬によるがん治療は，あくまでサポーティブケアが主体であるものの，今後大きな役割を果たすものと期待されています．近年の報告には，がん薬物療法に伴う口腔粘膜炎に対する半夏瀉心湯の予防効果[1]や，化学療法誘発性末梢神経障害に対する牛車腎気丸の予防効果[2]，あるいはがん関連疲労に対する補中益気湯の有効性に関するランダム化比較試験[3]，がん薬物療法に伴う悪心・嘔吐に対する六君子湯の有効性に関するランダム化比較試験[4]などが散見されます．

　がんの治療に伴う症状は，食欲不振，嘔吐，腹痛，腹部膨満感，しびれ，下肢痛，不眠症，口内炎，下痢，こむら返り，関節痛，疲労など多彩です．がんによる痛みの問題や，がんという病気に対する不安や不眠など，こころのケアも必要となります．そうした症状に対し，心身とものサポートが可能な漢方薬は，臨床の現場で広く使用されるようになってきました（表Ⅲ-5-1）．がんなどのような重篤な疾患や生命を脅かすような疾患を抱えている患者の生活の質を改善するために行われる治療やケアを「支持療法」といいます．がん治療前・治療中・治療後，そして社会復帰に至るまでの各ステージで，漢方薬による治

表Ⅲ-5-1　がんの治療に伴う主な症状と漢方薬

主な症状	漢方薬（例）
食欲不振，嘔吐など	六君子湯
腹痛，腹部膨満感など	大建中湯
しびれ，下肢痛など	牛車腎気丸
不眠症など	抑肝散
口内炎，下痢など	半夏瀉心湯
こむら返り，関節痛など	芍薬甘草湯
疲労，倦怠感，食欲不振など	補中益気湯 十全大補 人参養栄湯

（文献5）より）

161

Ⅲ　漢方診療実践のポイント・ヒント

療は身体的・心理的な健康状態を安定させる役割を果たすことができます．現代医療において，今後漢方医学は，がんの支持療法（がんサポーティブケア）の一翼を担う存在になりうるものと考えます．

　　乳がん治療中に出現した症状に対し，半夏瀉心湯が奏功した症例を提示します．

> **◉ 症例**
>
> - 54歳，女性，主婦．身長159 cm，体重45 kg.
> - 主訴は，胃部不快感，舌の違和感，食欲不振，倦怠感.
> - 現病歴：1年前に左乳がんの手術が施行され，術後から抗がん剤（ハーセプチン®）の治療を受けた．抗がん剤治療開始後から胃部不快感，舌の違和感，倦怠感を自覚するようになった．現在はホルモン療法（フェマーラ®）が，4ヵ月前から併用されている．食欲がなく，倦怠感も認めたため，漢方治療を希望され当院へ紹介受診となった.
> - 血圧137/77 mmHg，脈拍91/分・整，体温36.8℃．胸腹部に異常所見なし，下腿に浮腫なし．神経学的に異常所見なし.
> - 漢方医学的所見：やや神経質そうな顔貌，疲れやすい，ささいなことが気になる，食欲がない，何となくため息をつきたくなる，時に動悸がする，ぬるい風呂が好き，眠れない時がある，下痢傾向がある.
> - 脈候：やや沈，やや弱.
> - 舌候：正常紅，腫大・歯痕なし，乾燥した白苔.
> - 腹候：腹力やや軟弱，心下痞鞕，両側腹直筋軽度緊張，胃部振水音.

　　陽証で虚証，気虚，気滞，気逆，水毒の病態と判断しました．心下痞鞕（心窩部の抵抗・圧痛）があり，人参剤（＝人参を含む漢方薬の総称）の適応と考えました．がん治療によるストレスを感じ，神経質な顔貌であることから半夏瀉心湯を選択しました．同薬を服用後より，胃部不快感は徐々に改善し食欲も出てきました．食事も摂れるようになり，舌の違和感も消失しました．約半年間の服用で症状はほぼ消失したため廃薬としました．

考　察

　　半夏瀉心湯は『傷寒論』と『金匱要略』を原典とします．金匱要略には，「嘔シテ腹鳴リ，心下痞スル者ハ，半夏瀉心湯之ヲ主ル」とあり，心窩部の膨満感，腹中雷鳴，悪心・嘔吐，下痢などを訴える場合に用いる方剤です．胃の表層に熱があり，脾は寒に侵された病態となり，加えて軽度の心の陽気の過剰状態がみられる場合に適応となります．そのため，腹部症状以外にも，不安・不眠などの精神神経症状を伴う場合に用いられることがあります．近年では，抗がん剤の副作用による下痢に対して有効との報告があり，抗がん治療の支持療法として使用されることも多くなってきました．本症例ら抗がん剤の副作用による胃部不快，食欲不振であり，さらには漢方医学的にも半夏瀉心湯の適応病態と考え処方したところ著効を得ました．

　　半夏瀉心湯の類方として，黄連湯，茯苓飲，平胃散，六君子湯などが鑑別処方として挙げられます．黄連湯は適応病態が類似するものの，上熱下寒が著しく，顔面紅潮などの熱

162

表Ⅲ-5-2　半夏瀉心湯類似薬の構成生薬（分量）とその薬能・薬性　　　　　　　　　　　（g）

生薬	黄連	黄芩	蒼朮	茯苓	人参	甘草	生姜	大棗	桂皮	半夏	陳皮	枳実	厚朴	乾姜
薬能	清熱		補脾・補気						解表補陽	理気化痰	理気			温裏
薬性	寒	寒	温	平	微温	平	温	温	温	温	温	寒	温	大熱
半夏瀉心湯（陽証）	1.0	2.5			2.5	2.5		2.5		5.0				2.5
黄連湯（陽証）	3.0				3.0	3.0	3.0	3.0	3.0	6.0				3.0
茯苓飲（陽証）			4.0	5.0	3.0		1.0				3.0	1.5		
平胃散（陰証）			4.0			1.0	0.5	2.0			3.0		3.0	
六君子湯（陰証）			4.0	4.0	4.0	1.0	0.5	2.0		2.0	2.0			

症状を伴う場合に，茯苓飲は水毒・気滞が主要病態である場合に，それぞれ適応となります．平胃散は心窩部つかえ感，下痢症状などは共通しますが，神経過敏などの精神症状は伴うことはないため鑑別できます．六君子湯は陰証・虚証で，気虚を伴う病態に用いられる方剤であり，本方剤は陽証の方剤であることから鑑別できます．以上の漢方薬の構成生薬（分量）とその薬能・薬性を**表Ⅲ-5-2**に示します．

処方薬解説❶　**半夏瀉心湯**

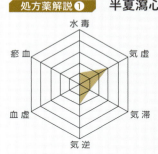

　みぞおちがつかえ，ときに悪心，嘔吐があり，胸やけ，ゲップ，食欲不振を訴える場合に用います．裏急後重を伴うような，いわゆる陽証の下痢に対して適応となり，軟便または下痢，グル音の亢進は本方の使用目標となります．また，ストレスに関連する不安・不眠などの精神神経症状にも対応するため，神経性胃炎や下痢型過敏性腸症候群には第一選択薬と考えます．化学療法・放射線療法誘発性の口内炎に本方を用いる場合は，口に含んでゆっくり服用することが重要です．さらには，がん化学療法に伴う下痢に対し半夏瀉心湯が有効であったとの報告[6]，フッ化ピリミジン系抗がん薬の粘膜障害に対して有効であるとの報告[7]などがあり，抗がん剤使用中の口内炎や下痢には積極的に試みるべき漢方薬と考えます．

Ⅲ 漢方診療実践のポイント・ヒント

▶文献

1) Matsuda C, et al：Double-blind, placebo-controlled, randomized phase Ⅱ study of TJ-14 (Hangeshashinto) for infusional fluorinated-pyrimidine-based colorectal cancer chemotherapy- induced oral mucositis. Cancer Chemother Pharmacol, 76：97-103, 2015.

2) Oki E, et al：Preventive effect of Goshajinkigan on peripheral neurotoxicity of FOLFOX therapy (GENIUS trial)：a placebo-controlled, double-blind, randomized phase Ⅲ study. Int J Clin Oncol, 20：767-775, 2015.

3) Jeong JS, et al：Bojungikki-tang for cancer-related fatigue：a pilot randomized clinical trial. Integr Cancer Ther, 9：331-338, 2010.

4) Harada T, et al：Rikkunshito for preventing chemotherapy-induced nausea and vomiting in lung cancer patients：results from 2 prospective, randomized phase 2 trials. Front Pharmacol, 8：972, 2018.

5) 田村和夫（監）：がんと共に生きるーサポーティブケアと漢方の話ー. ツムラ, 2019.
https://medical.tsumura.co.jp/sites/default/files/media_document/material08_1.pdf

6) Mori K, et al：Preventive effect of Kampo medicine (Hangeshashin-to) against irinotecan-induced diarrhea in advanced non-small cell lung cancer. Cancer Chemother Pharmacol, 51：403-406, 2003.

7) Yamashita T, et al：A traditional Japanese medicine-Hangeshashinto (TJ-14) -alleviates chemoradiation-induced mucositis and improves rates of treatment completion. Support Care Cancer, 23：29-35, 2015.

6 ▶ Q&A集

　　月刊誌『治療』の連載「疲れた消化器をサポートする漢方処方プロセス」の内容をベースとした医師・薬剤師向けセミナーを開催していました．セミナーには初学者から上級者まで多数の参加があり，レクチャーの最後に質問コーナーを設けていました．そのなかから主だった質問を，Q&A形式で紹介します．漢方学習の参考にしてください．

漢方全般について

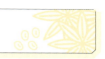

Q1 漢方薬が苦くて飲めないという方にはどのように対処されていますか？

　　漢方エキス製剤のなかには錠剤やカプセル剤もありますので，飲みやすい剤形のものを選択するのも一考だと思います．小児の場合はココアパウダーに混ぜて服用してもらうこともあります．あるいはハチミツに混ぜて服用させる方もいますが，1歳未満の赤ちゃんがハチミツを食べると，乳児ボツリヌス症にかかることがあるので注意が必要です．小建中湯は膠飴という飴が入るので甘くて飲みやすく，小児の体質改善に頻用される漢方薬なので，小児にはまず小建中湯から処方してみるとよいかもしれません．成人の場合は，香蘇散が大変飲みやすい漢方薬ですので，どうしても漢方薬が苦くて飲めないという方には，私はまず香蘇散を処方してみることがあります．

Q2 見立て違いで漢方薬を処方した場合，全く効果はないのでしょうか？ 少しは効果が表れますか？

　　漢方医学的に患者の病態と全く異なる漢方薬を処方した場合には，効果が表れるどころか，かえって体調を悪くすることがあります．漢方薬を処方した後は，2週間ほどで来院してもらい，症状の変化を確認することが大切です．症状が悪化した場合は漢方薬が合っていないと判断し，処方薬の変更をします．あまり症状に変化がなくても，食欲が出た，眠れるようになった，便通が良くなったなど，良い兆候が表れている場合は，処方薬をそのまま継続します．とはいうものの，たとえば腹部症状が主訴で来院された患者がもともと胃腸が弱い方であれば，胃腸の働きを高める漢方薬であれば多少見立てが違っていても効果が表れることがあります．その場合はそのまま継続して様子をみてよいと思います．

Q3 漢方薬で症状をコントロールすることで，大腸がんの発見をマスクしてしまうことはありますか？

漢方薬の最大の副作用は「症状をとってしまうことである」とおっしゃる先生がいます．患者を診る時には，症状ばかりに目をやるのではなく，現代医学的な病理・病態に気を配ることも重要です．健康診断を毎年受けてもらい，その結果を必ず確認するとよいと思います．

証の考え方

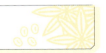

Q4 外仕事をされている暑がりで熱証っぽい方で，胃もたれや頻回の下痢など虚証の症状の場合，どのような漢方薬が適応となりますか？

暑がりで熱証があり，虚証で胃もたれや下痢症状がある場合には，半夏瀉心湯が第一選択になると思います．

Q5 大腸がん切除後の漢方処方としておすすめのものはありますか？

多くのエビデンスをもつ大建中湯が第一選択になると思います．ただし，大建中湯は腹部の冷えを目標に用いる陰証の漢方薬であることを常に念頭に置く必要があります．腹腔鏡手術にせよ開腹手術にせよ，手術中に腹部臓器が外界にさらされることにより裏寒（＝消化管の冷え）の病態を引き起こし，そのこと自体が大建中湯証を呈する要因となります．

Q6 腹痛が強い下痢に対してはどのような漢方薬がよいでしょうか？

陽証か陰証かで処方薬の選択が異なります．裏急後重を伴い，肛門の灼熱感や便臭が強い下痢は陽証と判断します．風邪症状などを伴うウイルス性の場合は葛根湯を，食あたりの場合は胃苓湯を，下腹部に熱をもった場合は猪苓湯を選択します．一方，裏急後重を伴わない，不消化の下痢で肛門の灼熱感がなく，便臭が少ない下痢は陰証と判断します．芍薬を含む漢方薬の選択になります．四肢の冷えや倦怠感を伴う場合は真武湯を，胃腸機能が低下しているような場合は桂枝加芍薬湯や小建中湯を選択します．

Q7 夏場でも附子を含む方剤の投与は考えられるでしょうか？

附子を含む漢方薬は冷えを伴う病態に使用することが一般的です．冬場の寒い時期に使用することが多いものの，夏場でもクーラーで冷やしたり，冷食を多く摂食したりすることで，腹部を冷やしてしまうことがあります．そのような場合は夏場でも附子を使うことはよくあります．

Q8 炎症の強いウイルス性腸炎ではどのような漢方薬を選択されますか？

炎症の強いウイルス性腸炎は陽の病態と判断します．頭痛や発熱など風邪症状を伴う場

合は葛根湯を，熱感のある下痢や胃腸炎には黄芩湯（黄芩・芍薬・甘草・大棗）を，食べ過ぎや食あたりには胃苓湯を，それほど腹痛は強くなく，みぞおちのつかえや嘔気を伴う場合は半夏瀉心湯が適応となります．

Q9 気滞などの気の異常だと，柴胡剤を使いたいと考えますが，柴胡剤適応の判別方法を教えてください

柴胡剤は少陽病期に用いる漢方薬であり，口の苦味・ねばり，食欲不振，嘔気，往来寒熱（＝悪寒と発熱が交互にあらわれる熱型）があり，脈診で弦脈，舌診で乾燥した白苔，腹診で胸脇苦満（＝胸脇部の抵抗・圧痛）を認めることが特徴です．五臓論では肝の機能失調状態に適応となります．ストレスなどにより生じた肝気の昂ぶりに対し，疎肝（＝肝気の流れをよくする）作用を有しています．イライラや怒り，抑うつなどの症状に対し，柴胡剤の適応を考慮します．気血水においては，気滞を改善する生薬に分類されます．小児の腹部診察において，くすぐったがることがあり，その場合には柴胡の証と考えることがあります．

Q10 陰証の下痢で気虚が強い時にどのような漢方薬を使用しますか？

裏急後重を伴わない，不消化の下痢で肛門の灼熱感がなく，便臭が少ない下痢は陰証と判断します．気虚が強い場合は，人参もしくは芍薬を含む漢方薬の選択を考えます．食欲不振，悪心・嘔吐，手足の冷え，みぞおちのつかえなどを訴え，腹診で心下痞鞕を認める場合は，人参剤の適応であり，人参湯や六君子湯を選択します．一方，血色が優れず，腹痛，疲労倦怠，ときに手足のほてりなどを訴え，腹診で腹直筋の緊張を認める場合は，芍薬を含む方剤の適応であり，桂枝加芍薬湯や小建中湯を選択します．あるいは強い冷え症状を認めた場合は，真武湯を選択することもあります．

Q11 下痢であれば水毒の関与があると考えてよいでしょうか？

下痢を消化管内の余分な水分の停滞と考え，水毒の存在を考慮し処方薬を選択することがあります．五苓散は利水薬を多く含むため，水毒を伴う下痢に対して適応となります．とくに「小児の吐き下し」には五苓散はよい適応です．炎症を伴う下痢に対しては，清熱薬である柴胡・黄芩を含む小柴胡湯に，五苓散を合方した柴苓湯を選択します．また，五苓散と平胃散を合方した胃苓湯には，補気や理気の作用をもつ生薬が多数含まれています．そのため，胃腸の働きを補いながら水様性下痢を改善する効果があり，食あたりや急性胃腸炎に有効です．

Q12 慢性膵炎の下痢によい漢方薬はありますか？

五臓論の脾は食物の消化吸収を司る臓であり，脾の機能が低下し脾虚になると下痢を生じます．慢性膵炎による下痢は，膵臓の機能が失われることで，膵臓から出る消化酵素が減少し，たんぱく質や脂肪の消化吸収が不良となることで起こります．膵臓は解体新書には「大機里爾」と記載されています．胃の裏側にある大きなklier（＝オランダ語で「腺」）という意味から，膵臓を「大機里爾」と命名したわけです．西洋医学の膵臓の働きを担う臓

は「脾」であると考える漢方医もおり，脾虚は膵臓の機能低下によるものと解釈することができます．つまり，慢性膵炎により脾虚となり，食物の消化吸収が低下することで下痢になるとすれば，治療に際しては脾を補う漢方薬の選択となります．陽証であれば半夏瀉心湯が，陰証であれば六君子湯や人参湯が適応となります．また，基礎研究においては，膵炎に対する柴胡桂枝湯の作用に関して，ラットの膵炎モデルで予防，治療効果が示されており[1]，慢性膵炎の腹痛に対し柴胡桂枝湯がしばしば用いられています．

処方の実際

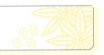

Q13 最近，非刺激性下剤が各種使用されるようになりましたが，漢方薬と併用することはありますか？

アントラキノン系下剤が頻用されていた時代には，漢方治療においても大黄（＝センノシドが主成分）を用いた治療が積極的に行われてきました．非刺激性下剤が多種使用できるようになった現代においては，大黄剤の適応を考えながら，非刺激性下剤を併用し，必要最小限の大黄量で排便をコントロールするようになってきています．

Q14 糖尿病治療薬であるα-グルコシダーゼ阻害薬の副作用でお腹の張りやガスが出ます．漢方薬を処方するとしたら何がよいでしょうか？

アカルボースによる腸閉塞様症状に大建中湯が有効であるとの報告[2]がみられ，大建中湯は併用薬の候補として挙げられます．その一方で，大建中湯に含まれる膠飴が，アカルボースによる腸閉塞様症状発現モデルマウスの腸管運動を有意に抑制したという実験結果[3]もあり，膠飴を含む大建中湯や小建中湯の併用については慎重でなければならないと考えます．そのような意味からは，小建中湯から膠飴を除いた桂枝加芍薬湯の選択が無難かもしれません．

Q15 プロトンポンプ阻害薬（PPI）から半夏瀉心湯に切り替えはできますか？

PPI抵抗性の胃食道逆流症（GERD）の患者を対象に，半夏瀉心湯の上乗せがPPIを倍量にするよりも症状緩和効果が早く発現するという，ランダム化比較試験（RCT）があり[4]，症状改善後にPPIを減量・中止することで半夏瀉心湯へ切り替えうる可能性はあると考えます．

Q16 抗がん剤の副作用で起こる下痢にはどんな漢方薬を使いますか？

進行非小細胞肺がんのcisplatin（CDDP），Irinotecan Hydrochloride（CPT-11）併用療法における，CPT-11に伴う下痢に対し，半夏瀉心湯は予防および軽減に有効であったとの報告があります．すべての抗がん剤による下痢に対し半夏瀉心湯が有効であるかは不明では

ありますが，第一選択薬として使用してみるべき漢方薬と考えます．ただし，間質性肺炎や肝障害の副作用報告がある黄芩を含む漢方薬であり，十分な経過観察が必要となります．

Q17 下痢症状が強い時は，漢方薬を多めに服用したり回数を増やしたりしたほうがよいですか？

下痢が強い場合，1回の服用量を増やすことはあまりありませんが，服用回数を増やすようにお話しすることはあります．とくに急性期において，服用回数を増やすことはしばしばあります．逆に，下痢症状が改善してきたら徐々に服用回数を減らしていくこともあります．

漢方薬の運用

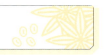

Q18 人参養栄湯の服用で胃がもたれるという患者さんが一定数います．その場合には，気血両虚ではなく気虚の治療を優先するほうがよいでしょうか？

人参養栄湯は地黄を含む漢方薬であり，地黄が胃もたれの原因となることがあります．ただし，人参養栄湯には朮として健胃作用のある白朮や，食欲増進に働く陳皮が含まれているため，気血両虚の類似薬である十全大補湯よりは，胃部症状の副作用はあまり多くないように感じています．それでも胃もたれを訴えるようであれば，食後服用にするか，服用回数を減らすかで対応します．気血両虚の治療が必要と判断した場合は，気虚の治療だけでは不十分だと考えますが，人参養栄湯の服用で胃もたれを訴える場合には，補中益気湯などの補気(補脾)剤に切り替えることも一考かと思います．

Q19 平胃散はどのような場合に処方しますか？虚証の方で，六君子湯が無効な場合に用いてもよいでしょうか？

表Ⅲ-6-1に平胃散と六君子湯の構成生薬(分量)とその薬能を示します．両方剤とも，胃もたれや食欲不振に頻用される方剤です．気血水においては，両方剤とも気虚と水毒に適応となりますが，平胃散は気滞が強い場合に，六君子湯は気虚が強い場合に用いられます．とくに平胃散は，過食による消化不良に有効です．

Q20 大建中湯は常に15 g/日で処方するほうがよいのでしょうか？7.5 g/日では効果不十分でしょうか？

大建中湯の常用量は15 g/日であるため，本来は常用量の服用をお勧めします．大建中湯の服用量が通常の漢方薬の用量と比べ倍量になっているのは，大建中湯には多くの膠飴(10〜20g)が含まれているため，エキス粉末の量がどうしても多くなってしまうからです．ただし，アドヒアランスを考慮し，臨床研究などでも7.5 g/日で実施されている場合もあり，実臨床においても常用量の半分である7.5 g/日で処方することは，用量が少ない

Ⅲ　漢方診療実践のポイント・ヒント

表Ⅲ-6-1　平胃散と六君子湯の構成生薬（分量）と薬能　　　　　　　　　　（g）

生薬	蒼朮	茯苓	人参	甘草	生姜	大棗	陳皮	半夏	厚朴
薬能	利水		補気		補気		理気	化痰	化湿行気
	補気・補脾（四君子湯）								
平胃散	4			1	0.5	2	3		3
六君子湯	4	4	4	1	0.5	2	2	4	

とは言えないかもしれません．腹痛，腹部膨満感を有する慢性便秘症患者に大建中湯を投与した研究[5]において，腹部膨満感は，7.5 g/日群，15.0 g/日群ともにすべて観察期間で有意に改善したとの結果があります．さらには，GSRSによる腹部症状，腸管内ガス量とも，両群で有意に改善を認めています．ところが，腹痛においては，7.5 g/日群では4週間目，15.0 g/日群ではすべての観察期間で有意に改善したとの報告であり，慢性便秘による腹痛については，15.0 g/日で服用したほうが有効であると考えられます．

Q21　大建中湯は下痢にも処方されると聞きました．どのような方に適応となるのでしょうか？

　大建中湯は腹部の冷えに伴う，腹痛や腹部膨満感に用いられる方剤です．腹部手術後のイレウス予防として，臨床の現場で広く応用されています．便秘に対し用いられることが多い方剤ですが，下痢の場合でも処方されます．ただし，処方の目標になるのはあくまで腹部の冷えであり，熱症状のある場合には適応となりません．腹部を温め，血流をよくして，胃腸の働きを活発にさせることで，便秘や下痢症状を改善することができます．

Q22　調胃承気湯と大建中湯の使い分けを教えてください

　まずは，陰証か陽証かの違いがあります．調胃承気湯は陽明病期・実証に，大建中湯は太陰病期・虚証に，それぞれ分類されます．両処方とも便秘の方に適応となりますが，構成生薬に大黄を含むか含まないかが大きな違いになります．調胃承気湯の構成生薬は，大黄・甘草・芒硝で便秘に特化した漢方薬です．一方，大建中湯の構成生薬は，山椒・人参・乾姜・膠飴で，腹部の冷えに対して用いられる漢方薬です．大黄剤の適応を見極めて，両方剤の鑑別をすることが大切です．

Q23　通導散と治打撲一方の使い分けを教えてください．どちらも外傷に処方する瘀血病態に適応となると思うのですが……

　通導散も治打撲一方も適応症に打撲があるため，外傷による疼痛にしばしば用いられます．両処方とも，打撲によって生じた瘀血病態に適応となり，瀉下薬である大黄を含むことも共通します．治打撲一方は患部が発赤・腫脹し強い疼痛に有効で，一般的には比較的急性期の痛みに用いられます．一方，通導散は急性期〜慢性期まで広く用いられ，痛みが長期化して気滞病態を伴う場合に有効です．

Q24 / 五苓散は二日酔いに使われますが，黄連解毒湯(おうれんげどくとう)とはどのように使い分けたらよいでしょうか？

五苓散も黄連解毒湯も「二日酔」の適応症がある漢方薬です．二日酔い対策としては，飲酒前に黄連解毒湯を，飲酒後に五苓散を服用するのがよいとされています．黄連解毒湯は，体の熱を冷まして炎症を鎮める作用があり，お酒を飲んだ翌日の胃炎や二日酔いの症状にも効果があります．また，お酒を飲みすぎると，体に余分な水分がたまり，代謝や血行が悪化して内臓機能も低下し，余分な水分を排出しにくくなります．このような状態を，漢方医学的には水毒と考えます．五苓散は水毒の代表的治療薬であり，水分バランスを整えて，二日酔いによる頭痛やだるさ，むくみなどを緩和します．

Q25 / 半夏瀉心湯と黄連湯(おうれんとう)の使い分けについて教えてください

黄連湯は半夏瀉心湯の黄芩を桂皮に置き換えた漢方薬です（表Ⅲ-6-2）．桂皮は気の上衝（気逆）を改善する作用があるため，黄連湯は赤ら顔で，ほてりやのぼせなどの症候に対して適応となります．また，黄連湯には黄芩が含まれていないため，肝障害や間質性肺炎の副作用を心配せずに用いることができ，半夏瀉心湯より使いやすい漢方薬といえます．

Q26 / 逆流性食道炎に対して，半夏瀉心湯と茯苓飲(ぶくりょういん)（合半夏厚朴湯）の使い分けを教えてください

半夏瀉心湯，茯苓飲合半夏厚朴湯(ぶくりょういんごうはんげこうぼくとう)，茯苓飲，半夏厚朴湯(はんげこうぼくとう)の構成生薬（分量）と薬能を示します（表Ⅲ-6-3）．茯苓飲は四君子湯(しくんしとう)と共通する構成生薬を多く含むため，食物の消化吸収

表Ⅲ-6-2 半夏瀉心湯と黄連湯の構成生薬（分量）と薬能　（g）

生薬	黄連	黄芩	桂皮	人参	大棗	甘草	半夏	乾姜
薬能	清熱		解表温補	補気			理気化痰	温裏
半夏瀉心湯	1.0	2.5		2.5	2.5	2.5	5.0	2.5
黄連湯	3.0		3.0	3.0	3.0	3.0	6.0	3.0

表Ⅲ-6-3 半夏瀉心湯，茯苓飲合半夏厚朴湯，茯苓飲，半夏厚朴湯の構成生薬（分量）と薬能 （g）

生薬	黄連	黄芩	半夏	乾姜	大棗	生姜	人参	甘草	蒼朮	茯苓	陳皮	枳実	蘇葉	厚朴
薬能	清熱		化痰	温熱		補脾・補気（四君子湯）					理気			
半夏瀉心湯	1.0	2.5	5.0	2.5	2.5		2.5	2.5						
茯苓飲合半夏厚朴湯			6.0			1.0	3.0		4.0	5.0	3.0	1.5	2.0	3.0
茯苓飲						1.0	3.0		4.0	5.0	3.0	1.5		
半夏厚朴湯			6.0			1.0				5.0			2.0	3.0

を高める作用があります．さらには心窩部の痰飲を除き，気を巡らせる生薬を含むため，胃部膨満感や喉のつまり感，腹部の張り感などに有効です．半夏厚朴湯は気滞の代表薬であり，茯苓飲と合方することによって気滞に対する作用をさらに強化した処方構成になります．ストレスによって胃酸が増えることで生じる逆流性食道炎には，茯苓飲合半夏厚朴湯が良い適応となります．また，茯苓飲と半夏厚朴湯には甘草が含まれていないので，甘草の副作用を気にせず使用することができます．半夏瀉心湯も人参剤であり胃腸の働きを改善する作用があります．一方で，黄連・黄芩という清熱薬を含むため炎症を抑える効果が期待できます．さらには，乾姜という強力な温熱薬を含むため，寒にも熱にも対応できる処方構成になっています．

Q27 妊娠悪阻に対する小半夏加茯苓湯はどのように内服するのでしょうか？頓服ですか？

小半夏加茯苓湯は，半夏・茯苓・生姜の3つの生薬から構成されています．漢方薬の特性として，構成生薬の量が少なければ少ないほど速効性が期待できます．芍薬・甘草の二味から構成されている芍薬甘草湯がその良い例です．小半夏加茯苓湯は妊娠悪阻の特効薬であり，定期的に服用するというより頓服薬として用います．吐気が強い時は，温めて服用するより，冷服することを勧めます．私の処方経験からは，レスポンダーとノンレスポンダーがはっきりしている方剤だと感じています．小半夏加茯苓湯が有効な方は，妊娠悪阻の期間中にお守りのように携帯されます．何度か服用しても無効であった場合には，小半夏加茯苓湯以外の処方を考えたほうがよいかもしれません．

Q28 啓脾湯と真武湯の使い分けを教えてください

両方剤とも陰証の下痢に用いる漢方薬です．啓脾湯は人参剤であり太陰病期・虚証に，真武湯は附子剤であり少陰病期・虚証にそれぞれ適応となります．脾の衰えによる下痢に用いることは共通しますが，真武湯は裏寒や水毒を伴うことが特徴であり，四肢の冷感や浮腫，めまい感などが使用目標となります．啓脾湯は気虚（脾虚）を伴うことが特徴であり，胃腸虚弱，消化不良，食欲不振などの症候を認めます．

漢方薬の副作用

Q29 黄連解毒湯を慢性病に処方する時に，黄芩や山梔子の副作用防止に，処方期間や減量など，どのように注意されていますでしょうか？

黄連解毒湯は，黄連・黄芩・黄柏・山梔子の4味から構成されています．そのうち黄芩と山梔子は重篤な副作用発症の可能性があり，処方に際しては注意が必要です．黄連解毒湯投与後は，十分な観察を行うとともに，適切な検査の実施を念頭に置くことが重要です．漫然とした長期間の処方は避け，症状改善後はすみやかに減量・中止を心がけましょう．

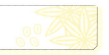

表Ⅲ-6-4に副作用に注意すべき生薬と主な臨床症状を示します.

- **薬剤性肝障害**：黄芩を含有する方剤での発症頻度が高いことが疫学的に知られています．しかし，黄芩を含まない方剤でも肝機能障害の報告があり注意が必要です．漢方薬による薬剤性肝障害の発症は，アレルギー性の機序が想定されていることから，投与開始1〜2ヵ月で発症する例が多いといわれています．したがって，とくに黄芩を含有する漢方薬を処方した場合には，投与開始1〜2ヵ月後に血液検査を行うことで，肝機能障害の早期発見につながります．

- **薬剤性肺障害（薬剤性間質性肺炎）**：薬剤性肺障害のなかで，最も重篤なのは薬剤性間質性肺炎です．現在，約30種類の漢方処方で薬剤性間質性肺炎を起こしたケースが報告されています．比較的高齢者に多いとされていますが，若年者に発症することもあります．発症機序は明らかではありませんが，アレルギーによるものと想定されています．早期に発見することが重要であり，漢方薬の服用後に，発熱，咳嗽，息切れなどの症状を認めた場合にはすみやかに服用を中止し，医療機関への受診を勧めましょう．薬剤性肺障害の早期発見には，経皮的動脈血酸素飽和度の測定が簡便であり有用です．薬剤性間質性肺炎の原因となる生薬として，黄芩が指摘されています．黄芩含有方剤を投与した例の0.27％に薬剤性間質性肺炎が発症したとの報告[7]もあります．しかし，黄芩を含ま

表Ⅲ-6-4　副作用に注意すべき生薬と主な臨床症状

生薬名	副作用	主な臨床症状
黄　耆	薬　疹	多彩な皮疹
黄　芩	薬物性肝障害 薬剤性間質性肺炎 薬剤性膀胱炎	倦怠感，黄疸，肝機能障害 咳，息切れ，発熱，呼吸苦 頻尿，排尿痛，血尿
甘　草	偽アルドステロン症	浮腫，脱力，倦怠感，高血圧，低カリウム血症，高ナトリウム血症，ミオパチー，代謝性アルカローシス
桂皮，桂枝	薬　疹 シナモンアレルギー	多彩な皮疹 皮疹，呼吸苦，アナフィラキシー症状など
粳　米	米アレルギー	皮疹，呼吸苦，アナフィラキシー症状など
山梔子	腸間膜静脈硬化症 薬　疹	腹痛，下痢，腹部膨満，血便，腸閉塞 色素沈着型薬疹
山　薬	ヤマイモアレルギー	皮疹，呼吸苦，アナフィラキシー症状など
地　黄	上部消化管症状	胃もたれ，食欲不振，胃痛
小　麦	コムギアレルギー	皮疹，呼吸苦，アナフィラキシー症状など
石　膏	上部消化器症状	胃もたれ，食欲不振
大　黄	下部消化器症状 大腸メラノーシス	下痢，腹痛 腸管蠕動の低下，大腸腺腫の増加
人　参	薬　疹	多彩な皮疹
附子，烏頭	アコニチン中毒	心悸亢進，頭痛，舌のしびれ，不整脈
芒　硝	下部消化器症状	下痢，腹痛
麻　黄	薬　疹 上部消化管症状 交感神経刺激症状	多彩な皮疹 食欲不振，胃もたれ 不眠，動悸，精神興奮，排尿障害

（文献6)より）

い漢方製剤での発症も報告されている点も留意しなければなりません．

- **腸管膜静脈硬化症**：腸管膜静脈硬化症は山梔子を含む漢方薬と関連がある副作用とされています．発症時の症状は，腹痛，下痢，腹部膨満，腸閉塞，吐気・嘔吐，便秘，血便などであるものの，23.0％は無症候であったとの報告[8]があります．山梔子を含む漢方薬を長期間服用することが本症発症のリスクとされていますが，投与期間よりも総投与量が重要との報告[9]があります．山梔子の通算投与量が5,000gを超えると発症が増えるとの結果であり，山梔子含有製剤は長期間の投与を控えるべきと考えます．早期に発見するためには，山梔子を長期間投与している患者において，腹部X線検査，腹部CT，大腸内視鏡などの検査を積極的に実施することが大切です．

Q30 甘草を含む漢方薬の副作用について教えてください

甘草含有漢方薬による副作用は，偽アルドステロン症と呼ばれるものであり，重篤な副作用として比較的頻度が高いため注意が必要です．高アルドステロン血症がないにもかかわらず，原発性アルドステロン症に類似した症状を認め，高血圧，低カリウム血症をはじめとし，倦怠感，脱力・しびれ感，浮腫などを認めます．重症例では，横紋筋融解症，腎不全，心不全などをきたし，生命予後に関わる場合もあります．甘草の摂取量にある程度依存することが知られており，1日2.5g以上の甘草が配合されている漢方薬を使用する場合や，甘草を含む漢方薬を2剤以上併用する場合には，とくに注意が必要です．医療用エキス製剤の約7割の漢方薬には甘草が含まれており，また甘味料として食品に甘草が含まれている場合もあり，知らない間に甘草の摂取量が増えていることがあります．普段の診療において，血圧上昇や浮腫などの身体所見には，常に目を配ることが大切です．

症例の相談

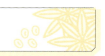

Q31 50代の男性で，腹痛・下痢が主訴です．過敏性腸症候群と診断され，西洋薬の投与で量を調整しても便秘になります．仕事が農業で，暑くなるので冷たい飲み物はやめられないそうです．五苓散，大建中湯，桂枝加芍薬湯，真武湯，茯苓飲合半夏厚朴湯などを処方し，一定期間はすこし良くなるようなのですが，すぐに元に戻ってしまいます．どのような漢方薬を選択したらよいでしょうか？

冷たい飲み物を欲するというのは，漢方医学的には陽証と判断します．陽証の過敏性腸症候群の方で，下痢が主訴となると，最初に思い浮かぶのは半夏瀉心湯です．神経症気味で，グル音の亢進があり，腹診にて心下痞鞕を認めれば，さらに半夏瀉心湯の適応と考えることができます．ただし，半夏瀉心湯が適応となる場合は，強い腹痛を伴わないことが多いので，腹痛が強い場合には，柴胡桂枝湯や黄連湯なども鑑別にあがります．

Q32 20代の女性．飛び降りによる自殺を2回行い，骨盤複雑骨折をしましたが，2回とも救命されました．現在，補助具を使いながら外来通院されています．排便障害があり，麻子仁丸を処方し，たまに浣腸でコントロールしています．気持ちの浮き沈みに上腹部痛の訴えがあり，四逆散を処方したところ上腹部痛は改善しました．このような方の場合は，気滞があると考え，通導散などがよいでしょうか？

四逆散が腹痛に効果があったのであればそのまま継続します．排便障害に対しては，駆瘀血剤を併用したいと思います．飛び降り自殺を2回行ったとのことで，精神科から抗うつ薬が処方されているかもしれません．そのような場合に，私は桃核承気湯を選択します．つまり，四逆散と桃核承気湯の併用です．桃核承気湯は錠剤のエキス製剤もあるので，排便状況で服用量を加減できるので便利です．気滞が顕著であれば通導散を選択するのもよいと思います．

Q33 主訴は胃もたれ，吐気，食欲不振，腹部膨満で，胃内視鏡検査では異常なく，うつ・不安障害がある，漢方医学的には気虚の女性です．どのような漢方薬が適応でしょうか？

第一選択薬は間違いなく六君子湯です．気滞を伴う場合は，茯苓飲あるいは茯苓飲合半夏厚朴湯がよいかもしれません．六君子湯と香蘇散を併用することもあります．六君子湯と香蘇散を併用することで，香砂六君子湯(医療用エキス製剤にない漢方薬)に近い生薬構成となります．

Q34 冷え症の高齢者で，便通に異常がないのに腹部膨満を繰り返す患者さんがいます．大建中湯や茯苓飲は効果がありませんでした．何かよい漢方薬はありますか？

冷え症であることから，陰証の漢方薬からの選択になります．腹部膨満を繰り返すとのことであり，大建中湯が候補にあがります．大建中湯を少しアレンジした処方を考えたいと思います．まずは当帰湯を処方してみてはどうかと考えます．当帰湯は大建中湯証に補血・活血・理気作用が加わったような病態に適応となります．または，大建中湯と小建中湯を合方した中建中湯も鑑別にあがります．大建中湯と小建中湯，あるいは大建中湯と当帰建中湯の組み合わせもよいかもしれません．

Q35 ガスが溜まって困るという訴えに，どのような漢方薬を処方したらよいでしょうか？ 冷え症で下痢はなく，酸化マグネシウムで毎日排便はあります

冷え症ということを考えると，腹満・便秘が主訴であれば，まずは大建中湯を選択したいと思います．大建中湯を用いても便秘が改善できなければ，桂枝加芍薬大黄湯の併用がよいかもしれません．便秘が改善すれば，酸化マグネシウムは中止可能となります．

Ⅲ　漢方診療実践のポイント・ヒント

Q36 中学生の症例です．暑がりで，側弯症などの身体障害をもち，腹部症状が不安定で，登校拒否のような精神状態がある場合に，どのような漢方薬を使用したらよいでしょうか？

　　暑がりということなので，陽の病態と判断できます．まずは，柴胡剤からの処方選択を考えます．柴胡桂枝湯や四逆散が鑑別にあがると思います．気虚を伴えば補中益気湯，気滞を伴う場合は柴胡加竜骨牡蛎湯などが候補になります．

▶文献
1) 元雄良治, 澤武紀雄：膵疾患の漢方治療とエビデンス. 肝胆膵, 44：367-375, 2002.
2) 伊藤智彦：糖尿病患者におけるα-グルコシダーゼ阻害薬使用時の消化器系副作用に対する大建中湯の効果. 漢方医, 21：236-238, 1997.
3) 国分秀也. α-グルコシダーゼ阻害薬服用後に生じるイレウス様症状対策の薬学的研究. 第6回日本病院薬学会年会講演要旨集, 475, 1996.
4) Takeuchi T, et al：Efficacy and safety of hangeshashinto for treatment of GERD refractory to proton pump inhibitors：Usual dose proton pump inhibitors plus hangeshashinto versus double-dose proton pump inhibitors：randomized, multicenter open label exploratory study. J Gastroenterol, 54：972-983, 2019.
5) Horiuchi A, et al：Effect of traditional Japanese medicine, daikenchuto（TJ-100）in patients with chronic constipation. Gastroenterology Res, 3：151-155, 2010.
6) 日本東洋医学会漢方医学書籍編纂委員会 編：漢方医学大全, 静風社, 2022.
7) Nogami T, et al：Incidence of kampo medicine-induced interstitial pneumonia：10 year retrospective study at a university hospital kampo medicine department. Tradit Kampo Med, 6：26-31, 2019.
8) Shimizu S, et al：Involvement of herbal medicine as a cause of mesenteric phlebosclerosis：results from a large-scale nationwide survey. J Gastroenterol, 52：303-314, 2017.
9) Nagata N, et al：Total dosage of gardenia fruit used by patients with mesenteric phlebosclerosis. BMC Complement Altern Med, 16：207, 2016.

巻末付録　生薬の豆知識

生薬名	薬能	薬性
阿膠（あきょう）	補血	平
黄耆（おうぎ）	補気	微温
黄芩（おうごん）	清熱	寒
黄連（おうれん）	清熱	寒
乾姜（かんきょう）	温熱・温裏	大熱
枳実（きじつ）	理気	寒
桂皮（けいひ）	温補・補陽・解表・降気	温
膠飴（こうい）	補気	微温
厚朴（こうぼく）	理気・化湿（化痰）	温
柴胡（さいこ）	清熱・疎肝	微寒
山査子（さんざし）	消食	微温
山梔子（さんしし）	清熱	寒
山椒（さんしょう）	温熱	温

生薬名	薬能	薬性
芍薬（しゃくやく）	補血・鎮痙	微寒
升麻（しょうま）	清熱・昇提	微寒
蒼朮（そうじゅつ）	補脾・補気・利水	温
蘇葉（そよう）	理気	温
大黄（だいおう）	瀉下・清熱	寒
大棗（たいそう）	補脾・補気	温
沢瀉（たくしゃ）	利水	寒
陳皮（ちんぴ）	理気	温
当帰（とうき）	補血・活血	温
人参（にんじん）	補脾・補気	微温
半夏（はんげ）	化痰	温
茯苓（ぶくりょう）	補脾・補気・利水	平
芒硝（ぼうしょう）	瀉下	寒

- 薬能：漢方医学での薬の作用を示す言葉．
- 薬性：生薬の基本的な性質．寒…熱を冷ます生薬．平…冷やす作用も温める作用もない生薬．温…冷えを温める生薬．熱…身体を強く温める生薬．

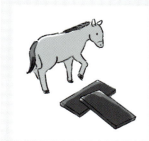

薬能：補血
平

阿膠（あきょう）

　ウマ科のロバの毛を取った皮，骨，腱または靭帯を水で加熱抽出し，脂肪を除き，濃縮乾燥したもので，いわゆるゼラチンです．貴重な動物生薬で，大変高価な生薬のひとつです．狂牛病の発生以降，牛は使われなくなりました．血を補う効果にすぐれ，止血作用も有しています．精を養う力が強く，美容やアンチエイジングにも使用されることがあります．煎じ薬で用いる場合は，後煎といって，阿膠以外の生薬を煎じたのちに，細かく砕いた阿膠を熱いうちに少しずつ加え，よくかき混ぜて溶かしてから服用します．代用品としてゼラチンを用いる場合もあります．

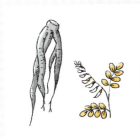

薬能：補気
微温

黄耆（おうぎ）

マメ科のキバナオウギの根を用います．人参と並ぶ代表的な補気薬であり，人参と黄耆が含まれる処方群は参耆剤と総称され，補剤の代表的薬剤に多く含まれています．気の消耗により生じる疲労や倦怠感，食欲不振などに用いられ，気を補って体を元気にします．また，多汗や寝汗などに対し止汗作用をもち，感染に対する抵抗力を高めることで，排膿や皮膚の再生を促す効果も期待されます．黄耆という植物は，土地を肥沃にする力が旺盛であり，砂漠化対策としても重要な生薬です．このように土壌を豊かにする黄耆を人に用いると，弱った人の気力を補い，皮膚を丈夫にして蘇生する力を発揮します．

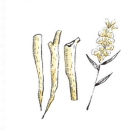

薬能：清熱
寒

黄芩（おうごん）

シソ科のコガネバナの周皮を除いた根を用います．熱邪を冷ますほか，湿邪を除く働きがあります．臓腑における肺や胃の熱を冷ますことにより，咽頭炎，咳嗽，黄色痰のほか，口内炎，嘔気，胃部のつかえ，下痢などを改善します．湿を取り除く作用が強いため，もともと津液が不足している方には注意して使用する必要があります．肝障害や間質性肺炎の副作用を発現することがあり，漢方薬による薬剤性間質性肺炎の94％が黄芩を含む漢方薬で起きていると報告[1]されています．黄芩を含む漢方薬を投与した後に，咳嗽，発熱，息切れなどの症状を認めた際は，すみやかに服薬を中止するよう指導することが重要です．

黄連
おうれん

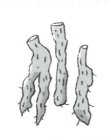

薬能：清熱
　寒　

キンポウゲ科のオウレンの根をほとんど除いた根茎を用います．ベルベリンが主成分の苦みが強い生薬です．心（＝意識水準を保つ臓）や胃（＝飲食物を受け入れる腑）の熱を冷ます効果があります．心に熱をもつと焦燥感や不安，不眠などの症状を呈します．胃に熱がこもると胸やけや胃部停滞感を自覚します．そのため黄連は，胸やけや胃もたれなどの胃部症状のほか，焦燥感，不眠などの精神症状にも効果を発揮します．気血水においては気逆に用います．

乾姜
かんきょう

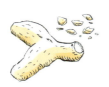

薬能：温熱・温裏
　大熱　

ショウガ科のショウガの根茎を湯通しまたは蒸したものを用います．生姜（しょうきょう）はショウガを乾燥させたものであり，一方，乾姜はショウガを加熱したもので生姜とは同一植物です．ショウガを加熱することで化学反応が起こり，辛味が増し温める作用が強化されます．裏寒を温める代表的生薬であり，とくに胃腸，肺を温めることで，低下した機能を回復する効果があります．中国では生姜，乾姜を日本とは違う生薬として認識されます．中国でいう生姜は新鮮根茎（ひねしょうが）を指し，乾姜は乾燥根茎（日本の「生姜」に相当）を指すため，日本と中国との生薬の違いを理解しておく必要があります．

枳実
きじつ

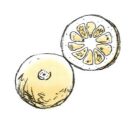

薬能：理気
　寒　

ダイダイまたはナツミカンの未熟果実をそのまま，または半分に横切して乾燥させたものを用います．強力に気を巡らせる作用があり，それにより胸腹部の痰飲や食積（未消化物）をとり除きます．胸部の痛み・つかえ，腹部の膨満感，食欲不振，胃もたれ，腹痛，便秘などに用いられます．また，食事の不摂生のために生じた食積による，胃もたれや消化不良を改善する効果もあります．理気作用があり，気血水においては気滞に用います．

桂皮 (けいひ)

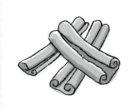

薬能：温補・補陽・解表・降気
温

クスノキ科の樹皮または周皮の一部を除いたものを用います．ケイヒアルデヒドが主成分で甘い香りのするセイロンケイヒの類縁です．一般にはシナモンとして食用に使用されます．体幹を温める効果があり，気血の流れを改善します．体表の発汗解熱薬として用いることが多く，風邪の初期に用いられる漢方薬に多く含まれます．上衝した気を下す作用があり，気血水においては気逆に用います．

膠飴 (こうい)

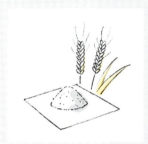

薬能：補気
微温

トウモロコシ，キャッサバ，ジャガイモ，サツマイモもしくはイネのデンプンまたはイネの種皮を除いた種子を加水分解し糖化したものを用います．滋養や緩和の作用があり，過労や虚弱による体力低下や胃腸機能を改善します．ほどよい甘味でとても飲みやすいため，小児への処方に利用されます．脾（＝消化吸収を司る臓）の気を補い温め，肺（＝呼吸を司る臓）を潤わせる働きがあり，体力や気力を回復させます．疲労感や食欲低下の改善に使用されます．甘味には筋緊張を緩める力があり，胃腸虚弱で冷えによって自覚する腹痛に対し有効です．

厚朴 (こうぼく)

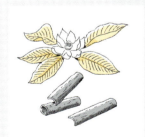

薬能：理気・化湿(化痰)
温

モクレン科のホオノキの樹皮を用います．体に滞っている湿を除く働きに優れ，身体上部に上がってしまった気を下げることで，気滞を改善する作用があります．腹部膨満感や嘔気・嘔吐，便通異常などのほか，咳や痰を除き呼吸を楽にさせる作用があり，いわゆる腹満，胸満といった病態の治療に応用されます．ホオノキの樹皮には殺菌作用をもつ成分が含まれています．ホオノキの葉にも，樹皮と比べるとかなり少量ではあるものの殺菌作用の成分は含まれています．ホオノキの葉を用いた朴葉味噌や朴葉寿司，朴葉餅などは，調理の際に火に強いという点もありますが，古来殺菌効果を期待して使用されたものと考えます．

柴胡(さいこ)

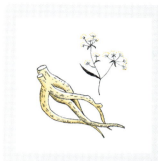

薬能：清熱・疎肝
微寒

セリ科のミシマサイコの根を用います．柴胡は気を巡らせ，身体にこもった熱を発散させます．炎症を抑える作用があり，悪寒と発熱をくり返す，いわゆる往来寒熱という熱型を目標に使用します．五臓においては，肝の気を巡らせる働きがあり，怒りの感情を穏やかにします．腹診上の胸脇苦満（＝肋骨弓下の抵抗・圧痛）は，柴胡を用いる際の指針となります．気血水においては気滞を改善する生薬に分類されます．気をもち上げる働きがあり，うつうつとした感情を回復させます．

山査子(さんざし)

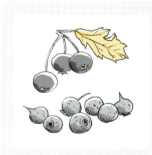

薬能：消食
微温

バラ科のサンザシを干した果実で，胃腸機能の低下を助ける作用があり，過食に伴い飲食物が停滞した状態（＝食積）に用います．食積により発症した腹部や心窩部の脹満・腹痛・下痢などを改善します．山査子はそれ自体が脾を補う作用をもつわけではなく，肉食や油っこいものの多食により生じた腹部症状に対し直接効果を発揮します．そのような薬効をもった生薬を消食薬といいます．山査子にはクエン酸が含まれているため，酸味の強い味がします．クエン酸は消化吸収を助け，疲労回復効果があります．中国では完熟した果実を水あめでコーティングしたり，砂糖と混ぜ合わせてあめにしたりして，人気の甘味菓子として昔から親しまれています．

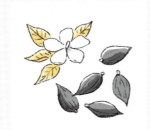

薬能：清熱
寒

山梔子
さんしし

　アカネ科のクチナシの成熟果実を用います．三焦にこもった熱をとり去る作用があります．横隔膜より上の上焦，横隔膜より下で臍より上の中焦，臍より下の下焦を総称して三焦といいます．つまり山梔子は広範囲の熱証に用いられます．清熱薬としての役割のほか，鎮静作用を有しているため，胸苦しさ，イライラ，のぼせ，不眠などの精神不安などにも有効です．クチナシの果実は，熟しても口を開かないことから「口無し」と名づけられました．碁盤や将棋盤の脚の形は，このクチナシの実の形を模したもので，「対局中に観戦者は口出しをしてはいけない」ということに由来しているそうです．山梔子の通算投与量が多い症例で特発性腸間膜静脈硬化症が認められたとの報告[2]（通算投与量5,000g以上）があり，山梔子含有方剤は長期間の投与を控えるべきと考えます．

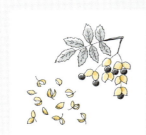

薬能：温熱
温

山　椒
さんしょう

　ミカン科のサンショウの成熟した果皮で，果皮から分離した種子をできるだけ除いたものを用います．腹部をよく温めて動かし，痛みを止める作用があります．山椒は胃腸を温めて消化を助ける働きがあるため，日常的に食材として使用されています．また，山椒には抗菌作用があり，以前は駆虫薬として利用されていました．鰻に山椒をかける風習は，油っこい鰻の消化を助ける目的もありますが，抗菌作用による食中毒予防の効果を期待したものと考えます．

芍薬 (しゃくやく)

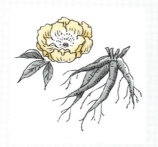

薬能：補血・鎮痙
微寒

ボタン科のシャクヤクの根を用います．「立てば芍薬，座れば牡丹，歩く姿は百合の花」ということわざは，古くから美人のたとえとしてよく知られています．これらの植物はすべて婦人病にしばしば用いる生薬です．芍薬は血管を広げ，血の不足を補う働きがあり，女性の月経不順や月経痛，冷え症の緩和などに用います．また，局所の血不足に対し血を集める作用があり，緊張した筋肉を和らげ，痛みを改善する効果があります．芍薬は補血薬として用いるほか，血の巡りが悪い病態にも適応となります．婦人科系疾患の症状改善に効果を発揮するほか，筋肉のこり，こむらがえり，胃けいれん，手足のひきつり，全身の痛みなど，さまざまな臨床効果が得られる生薬です．

升麻 (しょうま)

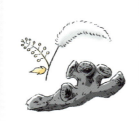

薬能：清熱・昇提
微寒

キンポウゲ科のサラシナショウマの根茎を用います．清熱解毒の効果があり，体表よりやや深部の炎症を抑える作用があります．とくに，気を上部へと持ち上げる特性があるため，歯肉や咽頭，中耳，副鼻腔など，首から上の炎症に有効です．胃下垂や子宮下垂，脱肛など，内臓下垂に対し，上部に引き上げる薬能があります．それを漢方用語では「昇提」といいます．内臓下垂ばかりではなく，気をもち上げる作用もあるため，鎮静や気分上昇の効果も期待できます．気虚の代表薬である補中益気湯に含まれ，疲労のために地べたに座り込んでしまう人などに用いて，気力の回復を図る場合があります．

蒼朮(そうじゅつ)

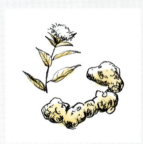

薬能：補脾・補気・利水
温

ホソバオケラの根茎を用います．湿邪により脾の機能が障害され，消化不良，腹部膨満感，むかつき，嘔吐，下痢など胃腸のトラブルが生じます．蒼朮は湿を除くことにより，脾の機能を回復させます．また，脾胃だけではなく手足の湿邪に対しても除湿作用があるため，関節の腫脹や，湿度の変化による痛みなどにも使用されます．気血水においては水毒に，五臓においては補脾薬として用いられます．

蘇葉(そよう)

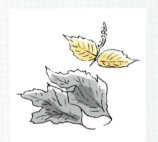

薬能：理気
温

シソ科シソまたはチリメンジソの葉および枝先を用います．普段食用で用いる青ジソではなく赤ジソを使用します．別名を紫蘇葉と呼びます．その種子は紫蘇子といい，こちらも生薬として利用します．シソの香りが強いものを良品とします．香りの作用で風邪(ふうじゃ)を追い払い，肺や脾胃の気を巡らせる理気作用があります．気滞の代表薬である香蘇散や半夏厚朴湯に含まれ，気滞をとり除くことで，嘔気，嘔吐，胸のつかえや不快感などを改善する作用があります．主要成分に精油のペリルアルデヒドであり，煎じる時に精油成分が揮発してしまわないよう，後煎という煎じ方をすることがあります．後煎とは，蘇葉や薄荷(はっか)のような主要成分が精油である場合，有効成分を煎液内に残すため，ほかの生薬を煮だした後に蘇葉や薄荷を別包として加える手法です．

大黄
だいおう

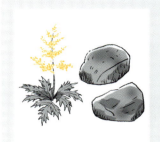

薬能：瀉下・清熱
寒

主成分はセンノシドで瀉下作用があるため，一般的には下剤として用いられます．清熱（＝体の熱を冷ます）や，血の巡りを改善する作用もあるため，瀉下薬としてだけではなく，抗炎症や活血を目的として使用されることもあります．また，活血や瀉下によって気を下におろすことで，のぼせや興奮など精神的に落ち着かない状態を改善します．刺激性下剤として用いるアントラキノン系薬剤を長期間服用すると，大腸メラノーシスの原因となることがあります．大黄はアントラキノン系の下剤であり，漫然と長期間使用しないよう注意が必要です．

大棗
たいそう

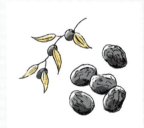

薬能：補脾・補気
温

クロウメモドキ科のナツメの果実を用います．ナツメとして料理や中国茶でもよく使用されます．五味（酸・苦・甘・辛・鹹）における甘は，五臓における脾と関連し，脾が弱ると甘いものを欲するようになります．ナツメは甘味のある果実であり，脾の気を補い，気の昂ぶりを緩和する作用があり，滋養強壮効果が期待できます．気を補い整えることで，不安，不眠，焦燥感などを緩和する効果もあります．薬性はそれほど強くないうえ，漢方薬の味を調えて飲みやすくする補助的な役割をするため，多くの漢方薬に含まれている生薬です．

沢瀉（たくしゃ）

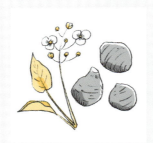

薬能：利水
寒

オモダカ科のサジオモダカの根茎で，通例は周皮を除いたものを使用します．水生植物であり，体内の熱をもった余分な水分を排出する働きがあります．水（＝沢）を去る（＝瀉す）という意味から沢瀉と名づけられました．水毒による浮腫・尿量減少・下痢などを治す効果があります．水の巡りが停滞することによって生じる頭痛やめまいを改善します．利水（＝体内の余分な水分を血管の中に引き戻し，腎臓を通じて体外に排出する）作用のほか，清熱作用も有するため膀胱炎や尿路系の炎症性疾患にも使用されます．さらに，嘔吐や下痢などは，消化管の余分な水分（＝水毒）によって引き起こされる現象と考え，沢瀉を含む漢方薬がしばしば用いられます．

陳皮（ちんぴ）

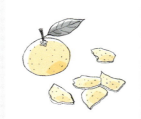

薬能：理気
温

ミカン科のウンシュウミカンの成熟した果皮を乾燥させたものを用います．気を巡らせ，湿をとり除く作用があります．気血水においては気滞と水毒の治療薬として使用されます．五臓においては，脾の作用を高める働きがあり，芳香性健胃薬として，食欲不振の治療になくてはならない生薬のひとつです．肺の気を巡らせる作用もあり，鎮咳薬として痰を抑える効果があります．

当帰（とうき）

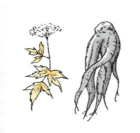

薬能：補血・活血
温

セリ科のトウキまたはホッカイトウキの根を，通例湯通ししたものを用います．血虚の病態に対しては欠かせない生薬の一つです．血虚による月経のトラブルや，精神活動の不調，皮膚疾患など，さまざまな病態に使用されます．潤腸（＝腸を潤す）作用もあり，便が乾燥して出にくいタイプの便秘にも有効です．血虚のほか，瘀血を改善させる活血作用も併せもつため，血液の循環を促し身体を温め，さらには頭痛や筋痛などの痛みに対しても効果を発揮します．

巻末付録　生薬の豆知識

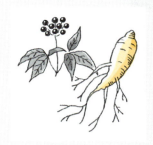

人参 (にんじん)

ウコギ科のオタネニンジンの細根を除いた根またはこれを軽く湯通しし，乾燥したものを用います．もとは朝鮮人蔘と呼ばれ，朝鮮半島，中国の東北地方が主な産地です．江戸時代になって国産化が進み，8代将軍吉宗の時代に国内栽培が成功しました．その種子を各藩に分与したことから「将軍より賜った種」という意味で，「御種人蔘」と呼ばれるようになりました．栽培期間が4〜5年のものを薬用として用います．脾胃の働きを高めることで，食欲不振や胃部不快などの胃腸症状を改善します．また，補気作用にすぐれ，弱った臓腑の働きを回復させることで，疲労倦怠や病後の体力低下を改善させます．全身の気を補うための重要生薬の1つです．人参をそのまま蒸して乾燥させたものを紅参(こうじん)といいます．紅参はコウジン末として保険に収載されており，調剤用として処方することができます．健胃や強壮などを目的に用いるエキス粉末です．

薬能：補脾・補気
微温

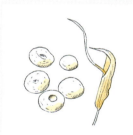

半夏 (はんげ)

サトイモ科のカラスビシャクのコルク層を除いた塊茎を用います．夏の半ばに花を咲かせることが名前の由来といわれています．体の湿を取り除く作用があり，湿に関連するめまいや痰の多い咳，あるいは喉や胸のつかえなどを改善します．とくに心下(＝胃)の水の停滞を除くことで，嘔吐を止める効果があります．気を巡らす作用にも優れ，気滞や気逆の治療薬として使用されます．えぐ味が強い生薬であり，生姜が一緒に配合されることが多く，半夏のえぐ味を中和します．修治法(＝薬物の効果を高めるための調整法)として，ショウガを加えた水に半夏を浸して用いる場合もあります．

薬能：化痰
温

187

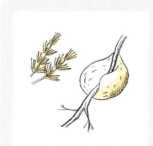

茯苓（ぶくりょう）

薬能：補脾・補気・利水
平

　サルノコシカケ科のマツホドの菌核で，通例外層をほとんど除いたものを用います．マツの木に寄生し，地中にこぶし2個分くらいの塊として存在しています．寄生の根を抱き込む形のものをとくに茯神（ぶくしん）と呼び，古来良質品とされています．体から余分な水分を取り除く利水作用があり，水毒によるむくみ，めまい，胃内停水などを改善します．また，脾の作用を高めることで気を補う効果があり，食欲不振，胃もたれ，嘔気・嘔吐などの消化器症状によく用いられます．さらには，精神を安定させる（＝安神）作用にも優れ，不安，不眠，動悸などの精神神経症状にも使用されます．

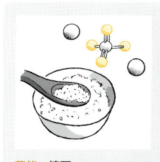

芒硝（ぼうしょう）

薬能：瀉下
寒

　主成分は硫酸ナトリウムであり，硬くなった便を軟らかくし，排便を促進する作用があります．便秘でよく用いられる酸化マグネシウムと似たような作用があり，乾燥した便秘の改善に適応となります．消化管は邪を排出する経路であり，消化管にこもった熱や便を肛門から排出する治療を行う際に，大黄と併用して使用されます．兎糞状の硬い便を認める場合は，刺激性下剤である大黄だけを用いるのではなく，腸内の津液を補う作用をもつ芒硝を併用したほうが，スムーズな排便が得られることがあります．

▶文献

1) 寺田真紀子，他：漢方薬による間質性肺炎と肝障害に関する薬剤疫学的検討．医療薬，28：425-434, 2002.
2) Nagata Y, et al：Total dosage of gardenia fruit used by patients with mesenteric phlebosclerosis. BMC Complement Altern Med, 16：207, 2016.

索　引

英語索引

F
functional dyspepsia：FD ……………… 39, 43

G
gastroesophageal reflux disease：GERD ……… 128, 168

I
irritable bowel syndrome：IBS ……………… 84

N
non-erosive reflux disease：NERD ……………… 128

P
potassium competitive acid blocker：P-CAB ……… 129

日本語索引

あ
阿膠 …………………………………… 177
アフタ性口内炎 ……………………… 137
安中散 …………………………………… 34

い
胃気不和 ……………………………… 67
胃食道逆流症 ………… 30, 43, 128, 131, 168
胃腸炎 ………………………………… 57
胃内停水 ……………………………… 106
胃部振水音 ………………………… 14, 21
胃部膨満感 …………………………… 172
イボ痔 ………………………………… 120
胃もたれ …………………………… 39, 166
胃苓湯 ………………… 43, 60, 106, 166, 167
陰液 …………………………………… 116
咽喉頭異常感症 ……………………… 129
陰証 …………………………………… 35
咽中炙臠 ………………… 76, 78, 129, 132, 159

う
ウイルス性胃腸炎 ……………… 64, 66, 166
うつ …………………………… 158, 175
温経湯 ………………………………… 20

え
エビデンス …………………………… 146

お
嘔気 …………………………………… 167
黄耆 …………………………………… 178
黄耆建中湯 …………………………… 22
黄芩 ……………………… 169, 172, 178
黄芩湯 ………………………………… 167
嘔吐 …………………………………… 66
黄連 …………………………………… 179
黄連解毒湯 …………… 33, 139, 171, 172
黄連湯 ………………… 19, 33, 171, 174
瘀血 ……………………………… 11, 170

189

乙字湯	123		虚証	142
温熱薬	58, 112		キレ痔	120
			緊張	8

か

回転性めまい	73			

く

過食	169		駆瘀血剤	19
風邪	166		グレリン	49, 52
化痰薬	40			

け

葛根湯	26, 166, 167		桂枝加芍薬大黄湯	97, 154, 175
過敏性腸症候群	14, 76, 84, 102, 111, 163, 174		桂枝加芍薬湯	88, 114, 167, 168
加味帰脾湯	149		桂枝加竜骨牡蛎湯	23, 148
加味逍遙散	20, 23, 114		桂枝人参湯	61
がん	161, 166		桂枝茯苓丸	13, 20, 123
── サポーティブケア	161		桂皮	180
乾姜	179		啓脾湯	106, 172
間質性肺炎	169		下剤	168
寒証	133		厥陰病期	35
肝障害	169		血虚	10, 22
感染症	84		月経異常	11
感染性胃腸炎	58		月経困難症	96
甘草	22, 174		ゲップ	31, 81
寒熱	133		下痢	13, 102, 166, 167, 168, 170
肝脾不和	53		健胃薬	80
			倦怠感	6
			弦脈	17, 35

き

偽アルドステロン症	85, 174			

こ

気逆	3, 8, 23		膠飴	17, 165, 168, 180
気虚	3, 5		抗うつ薬	96
気血水	5		抗がん剤	161, 168, 105
枳実	41, 179		行気	71
気滞	3, 7, 159		降気	71
機能性ディスペプシア	39, 48, 78, 131		香砂六君子湯	175
逆流性食道炎	30, 36, 72, 82, 128, 171		香蘇散	51, 160, 165, 175
急性胃腸炎	72, 167		口内炎	137, 163
芎帰膠艾湯	124		更年期	11
胸脇苦満	7, 17, 42, 90, 167, 181		── 障害	96
虚実	142			
── 間証	142			

索 引

合方	129
厚朴	41, 180
牛車腎気丸	20
後煎	184
五臓	66
こむらがえり	88
五苓散	15, 43, 69, 106, 167, 171

さ

柴胡	181
柴胡加竜骨牡蛎湯	18, 23, 176
柴胡桂枝乾姜湯	18, 23
柴胡桂枝湯	18, 87, 168, 174, 176
柴胡剤	17, 41, 51, 167
柴苓湯	167
酸化マグネシウム	175
参耆剤	178
山査子	181
山梔子	172, 182
山椒	182

し

痔	120
紫雲膏	125
地黄	169
痔核	120
四逆散	18, 22, 42, 87, 175, 176
子宮筋腫	96
四君子湯	19, 43, 49, 171
刺激性下剤	93, 152, 185
止血剤	124
紫根	125
歯痕舌	14, 21
支持療法	161
四診	3
実証	142
シナモン	180
しびれ	99

四物湯	11, 49
芍薬	22, 112, 116, 166, 183
芍薬甘草湯	22, 42, 88, 172
瀉下薬	170
瀉法	142
十全大補湯	169
術後嘔吐	69
少陰病期	35
消化不良	72, 169
小建中湯	22, 24, 115, 165, 167, 168, 175
小柴胡湯	18, 167
昇提	121, 183
小半夏加茯苓湯	70, 172
小腹不仁	5, 20, 24
升麻	183
少陽病期	17, 35, 98, 167
食あたり	166, 167
食後愁訴症候群	40
食積	181
食欲不振	48, 169
止痢剤	103
四苓湯	59
痔ろう	120
津液	108
心下支結	26
新型コロナウイルス感染症	55
心下痞鞕	18, 33, 60, 69, 90, 116, 162, 167
心窩部痛症候群	40
腎虚	20, 24
神経性胃炎	33, 37, 163
診察	16
滲出液	45
真武湯	26, 61, 166, 167, 172

す

膵炎	167
水滞	13, 22, 42, 108
水毒	3, 14, 21, 108, 167, 171

191

頭痛	13
ストレス	85, 137

せ

臍上悸	8, 22
精神的ストレス	76
正中芯	24
臍痛点	26
清熱薬	58, 167
臍傍圧痛	11, 19
舌下静脈	19
切診	3
舌苔	24
舌の腫大	21
セロトニン	85
センナ	99, 114

そ

蒼朮	40, 62, 184
疎肝	167
蘇葉	50, 184

た

太陰病期	35
大黄	17, 94, 185
——剤	152, 168, 170
大黄牡丹皮湯	24
大建中湯	79, 115, 154, 166, 168, 169, 170, 175
大柴胡湯	18, 78
大棗	185
大腸メラノーシス	94, 152, 185
太陽病期	35, 98
沢瀉	186
立ちくらみ	13
脱水	106
脱毛症	10
食べ過ぎ	106, 167
打撲	170

痰飲	45, 52

ち

地図状舌	5, 24
治打撲一方	26, 170
中建中湯	115, 175
調胃承気湯	97, 170
腸間膜静脈硬化症	114, 174, 182
猪苓湯	166
陳皮	40, 49, 169, 186
沈脈	35

つ

通導散	96, 170, 175

て

帝王切開	81
低カリウム血症	174

と

桃核承気湯	20, 24, 96, 175
当帰	186
当帰建中湯	22, 175
当帰四逆加呉茱萸生姜湯	24
当帰芍薬散	20
当帰湯	79, 88, 155, 157, 175
糖尿病	168
呑気症	78, 81
豚脂	125

な

内臓下垂	51
軟膏	125
軟便	91

に

二陳湯	70
人参	17, 116, 187

索　引

―― 剤	18, 162
妊娠悪阻	70, 73, 172
人参湯	19, 167, 168
人参養栄湯	52, 169
認知症	148

ね

熱証	133

の

脳梗塞	100
脳腸相関	111
喉のつまり	135

は

梅核気	78, 132
吐き下し	103
八味地黄丸	20, 24
ハチミツ	165
半夏	40, 187
半夏厚朴湯	8, 43, 78, 132, 171
半夏瀉心湯	19, 33, 60, 69, 105, 131, 140, 163, 166, 167, 168, 171, 174

ひ

脾	167
冷え症	157, 167, 175
脾虚	24, 116
ヒステリー球	132
非びらん性胃食道逆流症	30
皮膚の乾燥	9
白朮	62, 169

ふ

不安	7, 105
―― 障害	175
副作用	172
腹証	18

腹診	90
腹直筋緊張	22, 90
腹直筋の攣急	116
腹痛	84, 155, 166, 170
腹部膨満	175
腹部膨満感	75, 170
茯苓	40, 188
茯苓飲	43, 171, 175
茯苓飲合半夏厚朴湯	43, 131, 171, 175
腹力	16
附子	166
浮腫	13, 106
二日酔い	33, 171
不眠	105
プロトンポンプ阻害剤	43, 129, 168
聞診	3

へ

平胃散	43, 167, 169
便秘	93, 152, 170, 175

ほ

放射線治療	161
芒硝	188
望診	3
補気	71
補血剤	49
補腎剤	20
補中益気湯	6, 19, 51, 123, 140, 169, 176
ホットフラッシュ	11
補法	142
牡蛎	23, 34

ま

麻子仁丸	175
慢性便秘症	76

み

脈診 …… 17

脈力 …… 16

む

無苔 …… 24

胸やけ …… 30

め

めまい …… 13

も

問診 …… 3

や

薬剤性間質性肺炎 …… 173, 178

薬剤性肝障害 …… 173

薬剤性肺障害 …… 123, 173

火傷 …… 125

よ

陽気 …… 116

陽証 …… 35

陽明病期 …… 35, 98

抑うつ …… 50, 158

抑肝散 …… 23, 149

り

裏寒 …… 166

理気薬 …… 71

裏急後重 …… 166, 167

利水薬 …… 167

六君子湯 …… 19, 43, 49, 52, 132, 140, 146, 167, 168, 169, 175

竜骨 …… 23

苓桂甘棗湯 …… 23

苓桂朮甘湯 …… 9, 23

ろ

老人性うつ …… 148

六病位 …… 35, 98

六味丸 …… 20

六腑 …… 66

🌟 著者略歴 🌟

谷川聖明（たにかわきよあき）(1962年12月26日生まれ，出身地：茨城県)

1990年	富山医科薬科大学(現富山大学)医学部 卒業
1990年	富山医科薬科大学(現富山大学)和漢診療部 入局
1991年	厚生連熊谷総合病院内科 勤務
1993年	成田赤十字病院内科 勤務
1995年	富山医科薬科大学(現富山大学)和漢診療学講座 医員
1998年	市立砺波総合病院東洋医学科 医長
2004年	同病院 健診センター所長兼務
2006年	谷川醫院を開業
2009年	京都大学加齢医学(老年内科) 非常勤講師(京都大学附属病院で漢方外来担当)
2014年	京都大学脳病態生理学講座臨床神経学(神経内科) 非常勤講師(同上)
2016年	京都大学医学部附属病院 特任病院准教授
	現在に至る

学 位
1998年取得 「桂皮の内皮依存性血管弛緩作用」

所属学会
日本東洋医学会(専門医・指導医)，日本内科学会(総合内科専門医)，和漢医薬学会

研究テーマ
生薬の抗動脈硬化作用

ホームページ
https://tanikawaiin.com

疲れた消化器をサポートする漢方処方プロセス

2025 年 4 月 20 日　1 版 1 刷　　　　　　　　　　　©2025

著　者
　　谷川聖明（たにかわきよあき）

発行者
　　株式会社 南山堂　代表者 鈴木幹太
　　〒113-0034　東京都文京区湯島 4-1-11
　　TEL 代表 03-5689-7850　　www.nanzando.com

ISBN 978-4-525-47271-9

JCOPY ＜出版者著作権管理機構 委託出版物＞
複製を行う場合はそのつど事前に，(一社)出版者著作権管理機構(電話03-5244-5088, FAX 03-5244-5089, e-mail: info@jcopy.or.jp)の許諾を得るようお願いいたします。

本書の内容を無断で複製することは，著作権法上での例外を除き禁じられています。
また，代行業者等の第三者に依頼してスキャニング，デジタルデータ化を行うことは認められておりません。